全国医学高职高专实验教材

（供临床、护理、口腔、药学、检验、影像医学类专业使用）

人体解剖学实验指导

REN TI JIE POU XUE SHI YAN ZHI DAO

主　编　田志逢　郭芙莲　李占生

主　审　楚宪襄

副主编　刘喜民　赵红军　李文明　王丰刚

编　委　（以姓氏笔画为序）

江　丽　刘晓东　宋兆华　李亚光

张　冬　林小博　赵克芳　周媛媛

周文逊　董立珉

中国医药科技出版社

内 容 提 要

　　本书是全国医学高职高专实验教材之一,分系统解剖学、局部解剖学、断层解剖学 3 篇,共 25 个实验。实验配有精选绘图,使学生对每次实习内容一目了然。每次实习内容包括实验目的、实验材料、实验步骤、临床应用举例、实验作业和思考题。

　　本书适合医学高职高专临床、护理、口腔、药学、检验、影像医学类专业教师和学生使用。

图书在版编目(CIP)数据

　　人体解剖学实验指导/田志逢,郭芙莲,李占生主编.—北京:中国医药科技出版社,2011.9

　　全国医学高职高专实验教材

　　ISBN 978 - 7 - 5067 - 5139 - 1

　　Ⅰ.①人…　Ⅱ.①田…　②郭…　③李…　Ⅲ.①人体解剖学 - 实验 - 高等职业教育 - 教学参考资料　Ⅳ.①R322 - 33

　　中国版本图书馆 CIP 数据核字(2011)第 167550 号

美术编辑　　陈君杞
版式设计　　郭小平

出版　中国医药科技出版社
地址　北京市海淀区文慧园北路甲 22 号
邮编　100082
电话　发行:010 - 62227427　邮购:010 - 62236938
网址　www.cmstp.com
规格　787 × 1092mm $\frac{1}{16}$
印张　7¾
字数　158 千字
版次　2011 年 9 月第 1 版
印次　2014 年 9 月第 7 次印刷
印刷　北京市密东印刷有限公司
经销　全国各地新华书店
书号　ISBN 978 - 7 - 5067 - 5139 - 1
定价　16.00 元
本社图书如存在印装质量问题请与本社联系调换

前 言
preface

人体解剖学是最重要的一门医学基础课程，是医学生学习后续其他医学基础课程及临床各科课程的前提和基础。对志在成为一名合格或优秀的医务工作者的学生来说，学好人体解剖学的重要性就不言而喻了。

"百闻不如一见"，人体解剖学属形态科学，学习过程极富实践性，需借助人体标本、模型、挂图及多媒体等诸多手段在实验室直观教学方能达到教好和学好的教学目标。

漯河医学高等专科学校人体解剖学教研室，根据多年来的教学实践经验和需求，从学校培养目标和未来学生工作岗位需求出发，密切结合学校的教学条件和资源，由田志逢主任，郭芙莲老师（原教研室主任），李占生老师（原实验室主任）组织编写了与所用教材相匹配的这本《人体解剖学实验指导》。

全书编排按照教研室教学顺序排列，共安排实验教学 25 次。其中系统解剖学 18 次（实验室一至实验十八），局部解剖学 5 次（实验十九至实验二十三），断层解剖学 2 次（实验二十四至实验二十五）。实验配有精选绘图，使学生对每次实习内容一目了然。每次实习内容包括：实验目的、实验材料、实验步骤、临床应用举例、实验作业和思考题。在临床应用举例部分，通过 2~3 个和教学内容密切相关的最常见的临床病例，以达到在教学中使基础知识密切结合临床，使教学过程生动有趣的同时提高了学生学习的兴趣，以收到学以致用的成效。

综上所述，由这些在教学第一线的具有创新活力的青年教师通力合作编写的《人体解剖学实验指导》颇具特色及新意，在人体解剖学教学中将起到积极作用。也希望在使用中不断汲取教师和学生们的建议，使之臻于完善。

乐见青年人体解剖学专业教师的爱岗敬业，茁壮成长，特写此文作为本书前言。

楚宪襄

2011 年 8 月

目 录
contents

第一篇　系统解剖学

实验一　骨与骨连结、颅骨、躯干骨及其连结 ………………………………………… (2)

实验二　四肢骨及其连结 ……………………………………………………………… (7)

实验三　头肌、颈肌、躯干肌 ………………………………………………………… (11)

实验四　四肢肌 ………………………………………………………………………… (15)

实验五　消化系统 ……………………………………………………………………… (19)

实验六　呼吸系统 ……………………………………………………………………… (25)

实验七　泌尿系统 ……………………………………………………………………… (28)

实验八　生殖系统和腹膜 ……………………………………………………………… (30)

实验九　心脏 …………………………………………………………………………… (35)

实验十　动脉 …………………………………………………………………………… (39)

实验十一　静脉、淋巴 ………………………………………………………………… (43)

实验十二　感觉器 ……………………………………………………………………… (46)

实验十三　脊髓 ………………………………………………………………………… (50)

实验十四　脑干、小脑、间脑 ………………………………………………………… (53)

实验十五　端脑 ………………………………………………………………………… (57)

实验十六　脑和脊髓的被膜、血管和脑脊液循环 …………………………………… (60)

实验十七　脊神经 ……………………………………………………………………… (63)

实验十八　脑神经和内分泌系统 ……………………………………………………… (66)

第二篇　局部解剖学

实验十九　头颈部 ……………………………………………………………………… (72)

实验二十　胸腹部 ……………………………………………………………………… (76)

实验二十一　盆会阴部 ………………………………………………………………… (91)

实验二十二　上肢 ……………………………………………………………………… (95)

实验二十三　下肢 ……………………………………………………………………… (100)

第三篇　断层解剖学

实验二十四　头、颈、胸、腹 ………………………………………………………… (108)

实验二十五　盆部、上肢、下肢 ……………………………………………………… (113)

第一篇

系统解剖学

>>>

实验一　骨与骨连结、颅骨、躯干骨及其连结

一、实验目的

1. 掌握人体骨的名称、构造和形态。
2. 掌握骨连结的类型、关节的结构和运动方式。
3. 掌握脊柱的组成、形态特点、生理弯曲、功能和运动方式。
4. 掌握各部颅骨的名称、数目、形态结构及其在整颅中的位置。
5. 掌握颅的整体观。
6. 掌握颞下颌关节的组成、特点及临床意义。
7. 熟悉各部椎骨的基本形态，椎间盘的形态、结构特点、功能及临床意义。
8. 熟悉胸廓的组成、形态特征及意义。
9. 了解骨的理化性质及年龄变化，骨的发生、发育概况以及骨性标志。

二、实验材料

人体骨架，分离骨标本，骨的断面标本，脱钙骨和煅烧骨标本，长骨剖开的标本，躯干骨标本，椎骨连结标本及椎间盘，胸廓前壁的解剖标本，整颅标本，下颌骨、舌骨和颞骨标本，鼻旁窦标本，颞下颌关节切开标本，新生儿颅标本。

三、实验步骤

（一）骨的形态、构造和理化性质

1. 骨的分布　在骨架上观察长骨、短骨、扁骨以及不规则骨的分布。

2. 骨质　在典型的长骨、短骨、扁骨和不规则骨及剖开的标本上观察：各骨的形态、骨的构造。

3. 长骨的构造　在长骨剖开的标本上观察骨干和骺软骨、骨表面的骨膜及骨髓腔和骨松质内的骨髓（图 1-1）。

4. 骨的理化性质　根据煅烧骨及脱钙骨标本理解骨的化学成分和其物理性质的关系。

（二）骨连结

1. 直接连结

（1）纤维连结　在椎骨连接及有韧带的关节标本上观察韧带连接，在成人的颅盖骨上观察缝。

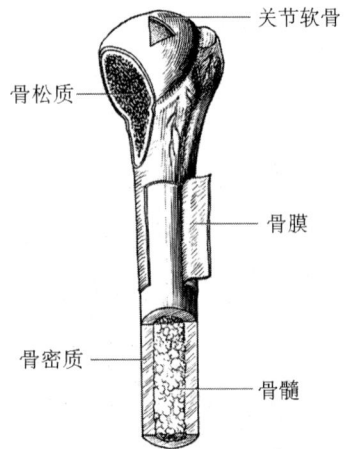

图 1-1　骨的构造

（2）软骨连结　在胎儿及幼儿颅底、幼儿髋骨的标本上观察透明软骨结合，在椎骨连结（椎间盘）的标本上观察纤维软骨结合。

（3）骨性结合　在成人髋骨及骶骨标本上观察骨性结合。

2. 间接连结（滑膜关节）

（1）关节基本结构　在肩关节、肘关节、髋关节及膝关节的标本上观察关节面及关节软骨、关节囊（注意纤维膜和滑膜的分布、膝关节的滑膜囊和滑膜脂垫——翼状襞）和关节腔（图1-2）。

（2）关节的韧带　在肘关节、髋关节及膝关节标本上观察囊外韧带和囊内韧带。

（3）关节唇　在肩关节、髋关节的标本上观察关节唇。

（4）关节盘　在胸锁关节、颞下颌关节的标本上观察关节盘。

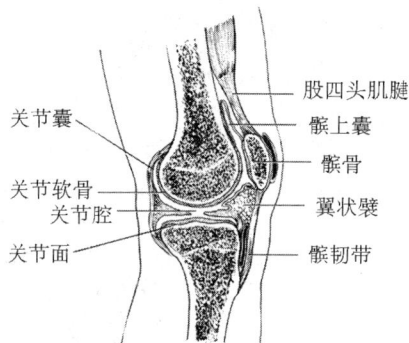

图1-2　关节的基本结构

（三）颅骨及其连结

1. 颅骨的组成　颅骨可分为脑颅骨和面颅骨，在整颅、颅底（标本及模型）、颅盖、颅的正中矢状切标本上观察各颅骨所在的部位。

（1）脑颅骨　额部1块额骨，头顶有1对顶骨，向后枕部有1块枕骨，在颅侧面1对颞骨，在颅底内面前份中央有1块筛骨，中份中央有1块蝶骨。

（2）面颅骨　以上颌骨（1对）为中心，上颌骨外上方有1对颧骨；上颌骨内上方有1对鼻骨和1对泪骨；上颌骨内侧有1对下鼻甲和1对腭骨；左右上颌骨之间中线上，筛骨垂直板的后下方有1块犁骨；上颌骨下方为1块下颌骨。

（3）分离颅骨

额骨：分为额鳞、眶部和鼻部三部分。

枕骨：前下部有枕骨大孔，枕骨大孔后为枕鳞，前为基底部，两侧为侧部。

颞骨：以外耳门为中心，在外耳门前上方的为鳞部，前下方的为鼓部，内侧为岩部。

蝶骨：中部为蝶骨体，伸向两侧有1对小翼和1对大翼，垂直向下的1对称翼突。

筛骨：呈"巾"字形，横行的为筛板（上有小孔为筛孔），纵行的为筛骨垂直板（构成骨性鼻中隔上部，突出筛板以上的部分为鸡冠），两侧部分为筛骨迷路（介于眼眶和鼻腔之间），其内侧面上有中鼻甲和上鼻甲。

下颌骨：中部为下颌体，其前外侧面有1对颏孔，下颌体向后上方伸出来的方形骨板为下颌支，下颌支上端有两个突起，前为冠突，后为髁突；两者之间为下颌切迹，髁突上端的膨大为下颌头，头下方较细处为下颌颈，体下缘和下颌支后缘相交处为下颌角。

2. 颅的整体观　在整颅、颅盖、颅底的标本或模型上观察。

（1）顶面观　额骨和顶骨之间有冠状缝、左右顶骨之间有矢状缝、顶骨和枕骨之间为人字缝，顶骨向两侧最突出点为顶结节。

（2）后面观   枕部的突起称枕外隆突，外耳门后下方为乳突。

（3）内面观

颅盖内面：矢状缝内面有与其对应的上矢状窦沟，两侧的浅沟为脑膜中动脉沟。

颅底内面：以蝶骨小翼后缘和颞骨岩部上缘为界分颅前窝，颅中窝和颅后窝（图1-3）。

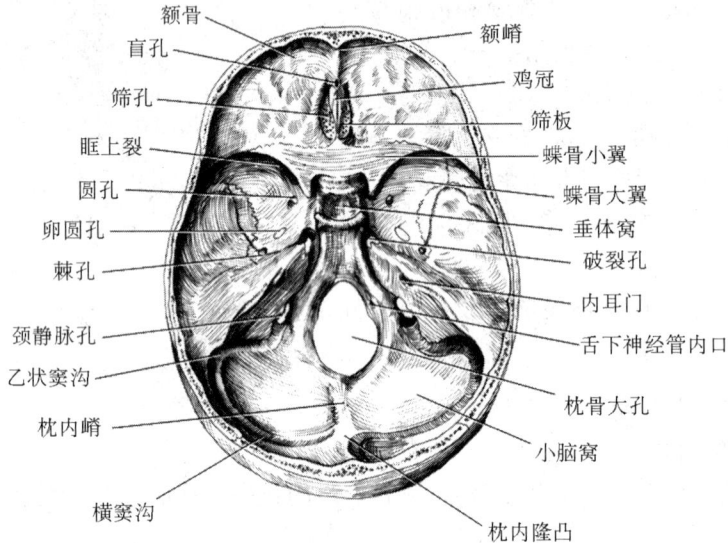

图1-3   颅底内面观

颅前窝：正中为筛骨的筛板（上有小孔为筛孔，筛板正中的突起鸡冠），两侧为额骨的眶部。

颅中窝：中部正中凹陷为垂体窝，垂体窝前方的浅沟为交叉沟，沟的两侧为视神经管（通眶），视神经管外侧向后的突起为前床突；垂体窝后方隆起为鞍背，鞍背两侧的突起为后床突，垂体窝和鞍背合称蝶鞍。蝶骨体两侧的浅沟为颈动脉沟，后端续于颞骨岩部尖端的颈动脉管内口。在蝶骨体与枕骨及颞骨岩部尖端会合处有不规则的破裂孔。两侧蝶骨小翼和大翼之间为眶上裂（通眶），在蝶骨大翼上，由前内向后外排列着圆孔、卵圆孔和棘孔，棘孔向外侧的浅沟为脑膜中动脉沟，颞骨岩部尖端的前面的凹陷为三叉神经压迹，颞骨岩部中份隆起为弓状隆起，弓状隆起外侧与颞鳞之间为鼓室盖。

颅后窝：先找到枕骨大孔，于其前外侧缘找舌下神经管，于枕骨大孔后查找横窦沟，以及与其相连的乙状窦沟和颈静脉孔，在其前上方寻找内耳门。

（4）颅的侧面观   中部有外耳门，向内通外耳道，外耳门前方有颧弓，外耳门后下方有乳突。颧弓内上方有一大而浅的凹陷称颞窝，窝内侧面的前下部由额骨、顶骨、颞骨和蝶骨大翼四骨相交而成的"H"形缝称为翼点，此区域骨质薄弱，其内表面有脑膜中动脉前支经过，当此区外伤或骨折时，易损伤该血管引起颅内出血，形成硬膜外血肿，可压迫脑组织。颞窝下方的深窝称颞下窝，二者以颧弓平面为界，颞下窝向内有三角形间隙称翼腭窝，它是鼻腔、眶腔、口腔和颅腔的交通"要道"。

（5）颅的前面观

眶：寻找眶上切迹和眶下孔，视神经管，泪囊窝，鼻泪管，眶下裂。

骨性鼻腔：观察梨状孔、鼻后孔和骨性鼻中隔的组成和位置，于外侧壁上寻找上、中、下鼻甲。

鼻甲以及相应鼻甲下方的上、中、下鼻道；于上鼻甲的后方查看蝶筛隐窝。

鼻旁窦：查看上颌窦、额窦、筛窦、蝶窦的位置和形态，并用细铁丝探察鼻旁窦与鼻道的关系。

（6）颅的外面观　后部正中有枕骨大孔，孔的两侧有枕髁。髁前有破裂孔，前外侧有颈静脉孔。在颈静脉孔前方有颈动脉管外口，向内通颈动脉管续于破裂孔。枕髁外侧有乳突，其前内侧有茎突，二突间有一小孔称茎乳孔，向内通面神经管。枕髁根部有舌下神经管外口。茎突前外侧有下颌窝，窝前为关节结节。颅底外面前部上颌牙齿围绕的部分称骨腭，其前部正中有切牙孔，后部两侧有腭大孔。鼻后孔两侧称翼突，翼突根部的后外侧依次有卵圆孔和棘孔。

3. 颅骨的连结　颅骨连结除颞下颌关节外，其他均为缝的结合。即一骨的锯齿状边缘嵌入另一个骨相邻的边缘中。

颞下颌关节：又名下颌关节，此关节是颅骨间唯一的关节。首先取颅骨观察，可见下颌关节由颞骨的下颌窝，关节结节和下颌骨的下颌头构成。然后取颞下颌关节标本（配合模型）观察，可见下颌头与下颌窝被较松弛的纤维性关节囊包围。再观察切开关节囊标本，在关节内有一关节盘，位于下颌头与下颌窝之间。该盘为表面光滑呈椭圆形的软骨板，将关节腔分隔上、下两部。此关节能使下颌骨上提、下拉和向侧方移位。

（四）躯干骨及其连结

1. 躯干骨　在分离的躯干骨及全身骨骼的标本上观察。

（1）椎骨　在颈椎、胸椎或腰椎上观察：典型椎骨有1体、1弓、1孔和7个突起的特征；颈椎（有横突孔）、胸椎（有肋凹和横突肋凹）和腰椎的不同特征；第1颈椎（寰椎，没有椎体）、第2颈椎（枢椎，有齿凸）第7颈椎（隆椎，棘突长）的特征。

（2）骶骨　前面上缘正中向前突起的岬。前面有四对骶前孔；后面有四对骶后孔；外侧缘上部有耳状面；骶管贯穿上下，其下端的开口为骶管裂孔，在骶管裂孔外下方有骶角。

（3）胸骨　由上而下分的胸骨柄、胸骨体和剑突三部分；胸骨柄上缘有颈静脉切迹；胸骨柄的胸骨体之间有向前微突的胸骨角。

（4）肋骨　后端较膨大，有肋头、肋颈、肋结节；体内面近下缘处有肋沟；体的后份明显转折处为肋角。

2. 躯干骨的连结

（1）椎骨的连结　在椎骨的连结标本上观察：位于椎体和椎间盘前方有前纵韧带。椎体和椎间盘后方有后纵韧带，联结棘突尖端的是棘上韧带，在颈椎棘突端称项韧带，棘突之间有棘间韧带，椎弓板之间有黄韧带；观察位于相邻椎体之间的椎间盘的形态、构成（外周为纤维环、中央为髓核）、各部的厚薄及椎间盘的薄弱区（在椎间盘的后外份）。

（2）脊柱　在脊柱整体观察：脊柱前面由上到下椎体逐渐变大，自第2骶椎以下变小；侧面可见颈、胸、腰、骶四个弯曲，相邻椎弓根之间有一系列椎间孔；后面可见颈椎棘突短小分叉，胸椎棘突长朝后下呈叠瓦状，腰椎棘突呈板状水平向后。

（3）胸廓连结　在肋椎关节的标本上：肋头和胸椎的肋凹形成肋头关节；肋结节与横突肋凹构成肋横突关节。在胸肋关节标本上观察；胸肋关节的构成（注意第1肋的胸骨之间为软骨结合）；第8、9、10三对肋的前端的肋软骨依次连于上位肋软骨连结构成的肋弓。

（4）胸廓　骨性胸廓由12块胸椎、12对肋和1块胸骨组成。胸廓上口有第1胸椎、第1肋和胸骨柄上缘围成；胸廓下口对12胸椎、12肋、11肋、肋弓、剑突围成。

四、临床应用举例

1. 小关节综合征　关节突关节由脊神经后支支配。后支分出的内、外侧支均有小分支分布至关节突关节囊，因此，当小关节移位时，这些神经有可能受压迫，引起腰背痛，即临床上的小关节综合征。

2. 腰椎间盘突出症　是指腰椎间盘发生退行性变以后，在外力作用下，纤维环部分或全部破裂，连同髓核一并向外膨出，刺激或压迫神经根、血管或脊髓等组织所引起的腰痛，并伴有坐骨神经放射痛等症状为特征的一种病变。椎间盘组织，在成人无血液供应，靠淋巴的渗透维持营养，仅纤维环表层有少量血液供应。

五、实验作业

1. 描述人体骨的名称、结构和形态。骨连结的类型、关节的结构和运动方式，绘出关节构造的模式图。
2. 描述各部椎骨的基本形态。
3. 描述各部颅骨的名称、数目、形态结构及其位置。

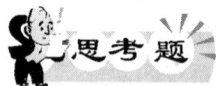

思考题

1. 椎间盘的形态、结构特点、功能及临床意义。
2. 颞下颌关节如何构成的？有何特点及临床意义？
3. 哪些颅骨中有鼻旁窦？这些鼻旁窦分别开口在鼻道的何处？

（李占生）

实验二 四肢骨及其连结

一、实验目的

1. 掌握四肢骨的组成、名称、位置、基本形态及重要的骨性标志。
2. 掌握肩关节、肘关节、腕关节、髋关节、膝关节、踝关节的构成、形态结构和功能。
3. 掌握骨盆的构成，大、小骨盆的分界线以及骨盆的性别差异。
4. 了解足弓的构成和意义及维持足弓的主要因素。

二、实验材料

人体骨架、四肢骨标本、四肢骨模型、肩关节及其冠状切标本、肘关节及矢其状切标本、男（女）性骨盆标本和模型、髋关节标本、膝关节及关节腔断面标本、小腿骨及足骨连结标本、前臂骨及手骨连结标本。

三、实验步骤

（一）上肢骨及其连结

1. 上肢骨 在分离的上肢骨及全身骨架的标本观察。

（1）上肢带骨 ①锁骨（clavicle）：粗大的胸骨端、扁平的肩峰端，内侧2/3凸向前、外侧1/3凸向后。②肩胛骨（scapula）：呈三角形，前面凹陷为肩胛下窝；后面有一横行的肩胛冈其上、下方为冈上窝和冈下窝，肩胛冈外侧端为肩峰；上缘外侧有指状突起为喙突；外侧角肥厚，其上的凹陷为关节盂；下角平对第7肋或第7肋间隙，为计数肋的标志，两侧下角的连线经过第7胸椎棘突。

（2）肱骨（humerus） 肱骨头朝向内上方，下端的后方有鹰嘴窝。肱骨头外侧的隆起为大结节，在大结节前内突出的为小结节，两者间为结节间沟，上端与体的交界处较细为外科颈；体的中份外侧面有三角肌粗隆，其后方有桡神经沟；下端内侧部为肱骨滑车，其向外侧及内侧的突出为外上髁和内上髁，在内上髁的后下方的浅沟为尺神经沟。

（3）桡骨（radius）和尺骨（ulna） 桡骨的上端小、下端大，下端的前面光滑凹陷，其下端向外下方的突起为桡骨茎突。桡骨上端稍膨大为桡骨头，周围有环状关节面，其下方为桡骨颈，颈的内下方是桡骨粗隆；下端的内侧面有尺切迹。

尺骨上端大、下端小，上端朝向前上方有一大的凹陷为滑车切迹。滑车切迹后上方的突起称鹰嘴、前下方的为冠突，在冠突的外侧面有桡切迹，下端稍膨大为尺骨头，其周围光滑为环状关节面，尺骨头的后内侧向下的突起为尺骨茎突。

（4）手骨　观察腕骨的排列（由桡侧向尺侧，近侧骨列为"舟、月、三角、豆"，远侧列为"大、小、头状、钩"），并观察掌骨、指骨（近节、中节和远节指骨）的位置。

2. 上肢骨的连结

（1）肩关节（shoulder joint）　在肩关节的标本上观察：肩关节由肱骨头和关节盂组成，注意两者关节面的大小，在关节盂周围有关节唇，关节囊松弛，在关节囊内有肱二头肌长头腱，从结节间沟穿出（图 2 – 1）。

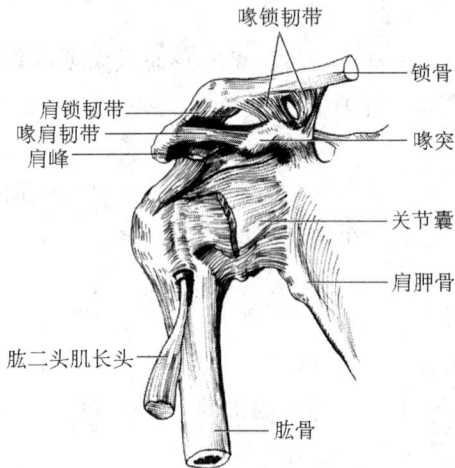

图 2 – 1　肩关节前面观

（2）肘关节（elbow joint）　在肘关节（打开关节囊）的标本上观察：关节由肱骨下端与桡骨、尺骨上端组成，分肱桡关节、肱尺关节和桡尺近侧关节；关节囊的两侧分别有桡侧副韧带和尺侧副韧带，桡骨头周围（在关节囊深面）有桡骨环状韧带包绕。

（3）桡骨和尺骨间的连结　在前臂骨间连结的标本上观察；桡尺近侧关节、桡尺远侧关节和前臂骨间膜。

（4）手的关节　在手关节的标本上观察；腕关节的关节窝由桡骨下端和尺骨下方的关节盘构成，而关节头由近侧列的手舟骨、月状骨和三角骨 3 块骨构成。观察腕骨间关节、腕掌关节（注意拇指腕掌关节的特殊性）、掌指关节和指骨关节的位置和组成。

（二）下肢骨及其连结

1. 下肢骨　在分离的下肢骨及全身骨架的标本观察以下部分。

（1）髋骨（hip bone）　髂骨在上，耻骨在前下，坐骨在后下。髋臼位于三骨连结融合处，朝向外侧。髂骨体构成髋臼上 2/5，体的上方的髂骨翼，内面为髂窝，窝的下界为弓状线，外侧面为臀面。髂骨翼的上界为髂嵴，髂嵴前、后端的突起为髂前上棘和髂后上棘，两者的下方分别有髂前下棘和髂后上棘，髂前上棘后方髂嵴向外突出为髂结节。

耻骨体构成髋臼的前下 1/5，耻骨体与髂骨体结合处为髂耻隆起；沿弓状线经髂耻隆起延伸到耻骨上支和耻骨梳，耻骨梳前端为耻骨结节，耻骨结节向内侧为耻骨嵴，耻骨嵴终止于耻骨联合面，耻骨联合面向后下形成耻骨下支。

坐骨体构成髋臼的后下 2/5，其后下方为坐骨结节，体后缘中部突起为坐骨棘，它与髂后下棘之间为坐骨大切迹，与坐骨结节之间为坐骨小切迹，耻骨和坐骨围成闭孔。髋臼周边为月状面，中央为髋臼窝，下部有髋臼切迹。

（2）股骨和髌骨 股骨上端的股骨头朝向内上方，下端的后面有一深窝为髁间窝。股骨头上的凹陷为股骨头凹。在头的外下为股骨颈，上端外侧大的突起为大转子，大转子的前内下有小转子，大、小转子之间前面有转子间线，后面有转子间嵴；体的后面的骨嵴为粗线，粗线向外上延伸的粗糙面为臀肌粗隆。下端内、外侧的膨大分别为内侧髁和外侧髁，两髁之间后面的深窝为髁间窝。内侧髁和外侧髁向内、外侧最突出处分别为内上髁和外上髁，内上髁上方的小突其为收肌结节。髌骨是全身最大的籽骨。

（3）胫骨和腓骨 胫骨上端较大，上端的前面有一突起为胫骨粗隆；下端的内下方的突起为内踝。胫骨上端内、外侧膨大分别为内侧髁和外侧髁，两髁之间的隆起为髁间隆起；体的外侧缘稍薄锐为骨间缘。腓骨上端钝圆膨大为腓骨头，头下方变细为腓骨颈，下端有扁平膨大的外踝。

（4）足骨 观察跗骨的排列（距上跟下、舟连三楔骰骨在外）、距骨滑车（前宽后窄）、跖骨、趾骨（近节、中节、远节趾骨）的位置。

2. 下肢骨的连结

（1）骨盆（pelvis） 骨盆由左。右髋骨、骶骨、尾骨及其连结构成、髂骨和骶骨的耳状面组成骶髂关节。连于骶尾骨侧缘与坐骨结节及坐骨棘之间有骶结节韧带和骶棘韧带；骶结节韧带、骶棘韧带与坐骨大、小切迹围成的坐骨大孔和坐骨小孔；闭孔膜封闭闭孔，上部有闭膜管。骨盆由界线为大小骨盆；小盆骨上口即为界线，由骶骨岬、骶骨盆面上缘、弓状线、耻骨梳、耻骨结节、耻骨嵴和耻骨联合上缘围成，骨盆下口由尾骨尖、骶结节韧带、坐骨结节、坐骨支、耻骨下支和耻骨联合下缘围成。

（2）髋关节（hip joint） 在髋关节的标本上观察；关节囊周围有强厚的韧带（髂股韧带、耻股韧带和坐股韧带），关节囊在前面包裹股骨颈的全部，后面包裹股骨颈的

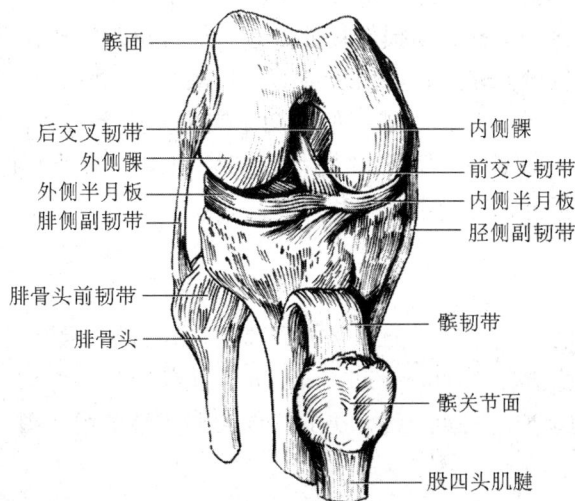

图2-2 膝关节前面观

内 2/3。打开关节囊的标本上观察：髋关节由股骨头和髋臼组成，髋臼周围有关节唇，在股骨头凹与髋臼横韧带之间有股骨头韧带（囊内韧带）。

（3）膝关节（knee joint）（图 2-2）

①完整的膝关节标本：关节囊松弛，周围有韧带加强。

②打开关节囊的标本：观察关节的组成（股骨下端、胫骨上端和髌骨）、关节面、关节囊附着的部位、翼状襞、髌上囊等。

③去除关节囊的标本：囊外韧带有髌韧带、胫侧副韧带、腓侧副韧带；囊内韧带有前交叉韧带和后交叉韧带，注意这些韧带的连结部位。在股骨和胫骨之间有半月板。

④去除股骨的标本：观察半月板（内侧半月板较大呈"C"形，外侧半月板较小呈"O"形）。

（4）胫骨与腓骨间的连结　胫腓端为微动的胫腓关节，下端为韧带连结，骨干间有坚韧的小腿骨间膜。

（5）足关节　在足关节的标本上观察踝关节由胫、腓下端和距骨滑车组成，距骨滑车前宽后窄、内侧韧带强、外侧韧带弱。观察跗骨间关节、跗趾关节、趾骨关节的组成及足弓（内侧纵弓、外侧纵弓及横弓）的位置和组成。

（三）四肢骨的体表骨性标志

在活体上触摸到以下结构：锁骨全长、肩胛冈、肩峰、喙突、肩胛骨下角、肱骨大结节、肱骨外上髁、内上髁、桡骨头、桡骨茎突、鹰嘴、尺骨茎突、豌豆骨、掌骨头；髂嵴、髂前上棘、髂后上棘、髂结节、耻骨结节、坐骨结节、大转子、舟骨粗隆、第 5 跖骨粗隆。

四、临床应用举例

肱骨骨折：肱骨骨折常发生于肱骨外科颈、肱骨干、肱骨髁上、肱骨髁间、肱骨外髁、肱骨内上髁。其中，尤以前三者为多，可发生于任何年龄，多由直接暴力和间接暴力所引起，如重物撞、挤压、打击及扑倒时，手或肘部着地，暴力经前臂或肘部传至各部位。肱骨外科颈骨折，易损伤腋神经，局部常出现瘀斑，在上臂纵轴叩击时。骨折处有锐角，患肢较健侧略短，可出现畸形、骨擦音。肱骨干骨折，易损伤桡神经，患臂肿痛较剧，有明显的压痛，不能握拳，功能丧失，患者常将前臂依附于胸壁。肱骨髁上骨折，易损伤尺神经，肘部肿胀疼痛，甚至出现张力性水疱，肩部压痛甚剧，肘关节功能丧失，骨折部位有异常活动和骨擦音。

五、实验作业

1. 描述肩关节的组成、特点、运动方式及常见脱位方向，绘出肩关节的组成图。
2. 描述肘关节的组成、特点、运动方式及常见脱位方向。
3. 描述膝关节的组成、特点、运动方式，绘出膝关节的组成图。

思考题

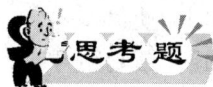

1. 如何区别男、女性骨盆?
2. 上肢骨有哪些骨性标志?
3. 驾车时急刹车为何容易导致髋关节损伤?
4. 利用解剖学知识解释"上山容易下山难"。

（刘喜民）

实验三　头肌、颈肌、躯干肌

一、实验目的

1. 掌握骨骼肌的形态和结构（肌腹、肌腱和腱膜）。
2. 掌握肌的辅助装置（筋膜、腱鞘）。
3. 掌握胸大肌的位置、起止及作用，膈的位置、孔裂和作用。
4. 掌握斜方肌、背阔肌的位置、起止和作用，腹肌前外侧群的名称、层次及纤维方向，竖脊肌的位置和作用，胸腰筋膜的位置和组成。
5. 掌握肋间肌的位置和作用，腹直肌鞘的位置及组成，腹股沟管的位置、组成及其通过的内容物等。
6. 掌握胸锁乳突肌的位置，起止和作用。
7. 掌握咬肌、颞肌、眼轮匝肌、口轮匝肌的位置和作用及斜角肌间隙。
8. 了解舌骨下肌群的名称、位置等。

二、实验材料

全尸标本，腹壁横切标本，完整躯干肌浅、深层标本，游离膈标本，头面部肌和颈部肌浅、深层标本及模型。

三、实验步骤

（一）头肌

以模型为主，配合标本观察。

1. 面肌（表情肌）　此组肌较细薄弱，大多数一端起于骨，另一端则附于皮肤深面，故观察时只须了解其部位即可。

（1）眼轮匝肌（orbicularis oculi）　为椭圆形薄肌，位于眼裂周围。作用为使眼裂闭合。

（2）口轮匝肌（orbicularis oris）　位于口裂周围，呈扁环形。作用为使口裂闭合。

（3）颊肌（buccinator）　位于口角两侧，面颊深部。作用为使唇、颊紧贴牙齿，帮助咀嚼和吸吮。

2. 咀嚼肌　共有4对，现观察其中的2对。

（1）咬肌（masseter）　长方形，起于颧弓，止于下颌骨外面。紧咬牙时，在颧弓下方可清晰地看到其轮廓。

（2）颞肌（temporalis）　呈扇形，起自颞窝，经颧弓深面，止于下颌骨的冠突。作用为咬肌和颞肌的作用主要是上提下颌骨，使上、下颌牙咬合。

（二）颈肌

1. 颈浅肌群　主要只观察胸锁乳突肌。

胸锁乳突肌（sternocleidomastoid）：是极其重要的肌性标志，斜列于颈部两侧。起自胸骨柄前面及锁骨胸骨端，纤维行向上后外侧方，止于颞骨乳突。在活体如将面转向左侧，则右侧之肌在体表隆起很明显，特别是它的起点的两个头看得很清楚。作用为两侧收缩，头向后仰，单侧收缩，使头屈向同侧，面转向对侧。

2. 颈中肌群　包括舌骨上肌和舌骨下肌。

3. 颈深肌群　此肌群位置较深，位于颈椎两侧，包括前、中、后斜角肌。3肌均起自颈椎横突，下行止于第1肋骨和第2肋骨。前、中斜角肌下部之间隙为斜角肌间隙，有臂丛及锁骨下动脉通过。

（三）躯干肌

1. 背肌　分为浅深两层，其中浅层主要有斜方肌、背阔肌、肩胛提肌和菱形肌（图3-1），深层主要有竖脊肌（又名骶棘肌）。

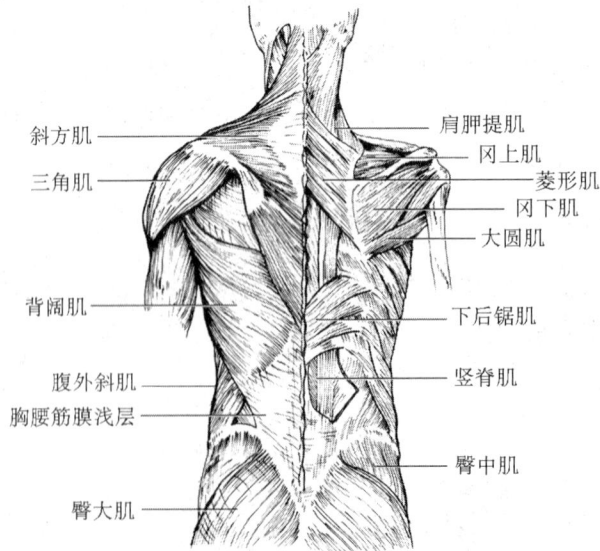

图3-1　背肌

（1）斜方肌（trapezius）　位于项部和背上部，为三角形的阔肌。该肌起自枕外隆凸，项韧带和全部胸椎棘突。其上、中，下纤维向肩部聚拢（注意其中各部纤维方向不同，因而作用不一样）止于肩峰、肩胛冈及锁骨肩峰端（因两侧斜方肌在一起形似斜方形而得名）。

作用：上部纤维收缩，上提肩胛骨，使肩胛下角外旋。下部纤维收缩，可使肩胛下降。两侧共同收缩，使肩胛骨向脊柱靠拢，当肩胛骨固定时，可使头后仰。

（2）背阔肌（latissimus dorsi muscle）　将臂极度外展然后观察。该肌位于背下部和胸外侧壁，呈三角形，为全身最大的阔肌，其以腱膜起自下 6 个胸椎的棘突、全部腰椎棘突、骶正中嵴及髂嵴后部，肌束向外上方集中，止于肱骨小结节嵴。

作用：使臂内收、旋内及后伸，上肢上举被固定时，则上提躯干（如引体向上）。

（3）竖脊肌（erector spinae）　又称骶棘肌，为纵列脊柱后方及两侧的强大肌，在维持躯体的直立姿势中发挥着极其重要的作用。另外，两侧竖脊肌共同收缩，使头后仰并伸脊柱。

（4）胸腰筋膜　参考教材。

2. 胸肌　包括胸上肢肌（胸大肌、胸小肌、前锯肌）和胸固有肌（肋间内、外肌）。

（1）胸大肌（pectoralis major）　位置表浅，覆盖胸廓前壁的大部，呈扇形，宽而厚。该肌起于锁骨内侧半，胸骨及上部肋软骨的前面，纤维聚拢，止于肱骨大结节嵴。

作用：使臂内收和旋内，若上肢上举并固定，则可上提肋，扩大胸廓，以助吸气。此外，也可引体向上。

（2）肋间外肌（intercostales externi）　在肋间隙的浅层，肋骨之间找到此肌。它起于上一肋骨的下缘，纤维斜向前下（但在胸后壁则向外下方），止于下一个肋骨的上缘。在肋软骨的间隙内，无肋间外肌，由结缔组织形成的肋间外膜所取代。

作用：上提肋，扩大胸廓，助吸气。

（3）肋间内肌（intercostales interni）　在肋间外肌深面，翻起肋间外肌便可见到。它的纤维方向与肋间外肌垂直相交，起于下一肋上缘，止于上一肋下缘。自肋角以后该肌被肋间内膜所取代。

作用：使肋下降，缩小胸廓，助呼气。

3. 膈（diaphragm）　在膈标本上观察，可见膈封闭胸廓下口，介于胸、腹腔之间，为圆顶形宽薄的阔肌，其周围为肌性部，起自胸廓下口内面及腰椎前面，各部肌束向中央集中移行于腱性部，称中心腱。

膈上可见 3 个裂孔。①主动脉裂孔：约在第 12 胸椎水平、膈与脊柱之间，有主动脉及胸导管通过。②食管裂孔：约在第 10 胸椎水平，在主动脉裂孔之左前方，有食管及迷走神经通过。③腔静脉孔：约在第 8 胸椎水平，在主动脉裂孔之右前方，有下腔静脉通过。

作用：膈为主要呼吸肌，收缩时助吸气，舒张时助呼气，此外膈与腹肌同时收缩则增加腹压，可协助排便，呕吐及分娩活动。

4. 腹肌

（1）前外侧群　包括腹直肌，腹外斜肌，腹内斜肌和腹横肌（图 3-2）。

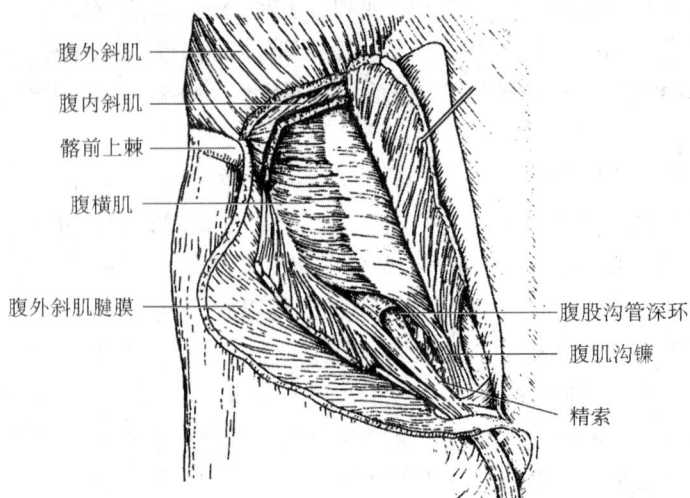

图 3 - 2　腹肌前外侧群

①腹直肌（rectus abdominis）：位于腹前正中线两侧，包被在腹直肌鞘内，将肌鞘翻开，可见该肌上宽下窄，在肌的表面可见 3～4 条横行的腱结构，称为腱划。

②腹外斜肌（obliquus externus abdominis）：为腹前外侧壁浅层的一块阔肌，肌纤维自外上斜向前内下方，一部分止于髂嵴，而大部分在腹直肌外侧缘处移行为腱膜。腱膜向内侧参与腹直肌鞘的构成，腱膜的下缘增厚连于髂前上棘与耻骨结节之间，形成腹股沟韧带。在耻骨结节外上方，腱膜形成一小裂隙，称为腹股沟管浅环（皮下环）。

③腹内斜肌（obliquus internus abdominis）：在腹外斜肌的深面，将腹外斜肌翻起便可看到。它的纤维与腹外斜肌垂直相交。大部分肌束向前内上方，下部肌束向前内下方，在腹直肌外侧缘移行为腹内斜肌腱膜。腱膜在腹直肌外侧缘分为前、后两层并包裹腹直肌，参与腹直肌鞘前、后壁的构成，肌纤维下部游离呈弓状，其腱膜下部游离缘的内侧端与腹横肌腱膜形成联合腱，又称为腹股沟镰。

④腹横肌（transversus abdominis）：是最内一层肌，将腹内斜肌翻开，便可见到它的肌束横行向前内。在腹直肌外侧缘移行为腹横肌腱膜，参与构成腹直肌鞘后壁。

腹肌作用：腹肌收缩，可以缩小腹腔，增加腹压，有协助排便、分娩、呕吐以及维持腹腔内脏正常位置等作用，同时也参与脊柱的前屈、侧屈和旋转等运动。

（2）后群　有腰大肌和腰方肌。腰大肌将在下肢肌中观察，腰方肌从略。

（3）腹直肌鞘　包裹腹直肌。前层由腹外斜肌腱膜与腹内斜肌腱膜的前层融合而成。后层由腹内斜肌腱膜的后层与腹横肌腱膜融合而成。腹筋膜、白线、腹股沟管（示教）参考教材。

四、临床应用举例

1. 胸锁乳突肌肌腱炎　是由胸锁乳突肌肌腱劳损所致的慢性损伤，胸锁乳突肌肌腱炎无明显外伤史，但有经常转颈、突然过度转头、睡眠姿势不良等劳损史。患者转颈受限，颈部僵硬。被动转颈或后伸颈部可引起胸锁乳突肌肌腱疼痛和胸锁乳突肌痉挛。胸锁乳突肌附着处有明显压痛。

2. 腹股沟疝　腹股沟疝是指腹腔内脏器通过腹股沟管的缺损向体表突出所形成的疝，俗称"疝气"。腹股沟疝又分为斜疝和直疝。腹股沟斜疝，多为右侧，也可两侧发病，一般发病早期无明显症状；仅在腹股沟区出现一个梨形或椭圆形包块，可有坠胀感觉，随后包块经常反复出现。当成人长久站立、行走或体力劳动，儿童玩耍腹内压增高时出现；休息或平卧后腹内压降低时包块又消失。病程较长时包块往往可以坠入同侧阴囊内。少数患者可形成巨大疝且疝内容物难以还纳入腹腔者可称为"难复性疝"。当疝块被嵌、勒、卡住而完全不能还纳，伴有明显疼痛者则称为"嵌顿疝"，严重者可危及生命。腹股沟直疝好发于男性老年人，该部位无先天性潜在通道而系组织薄弱的缘故。其包块呈球形，不进入同侧阴囊，由于疝块基底部宽，一般很少发生嵌顿。

五、实验作业

1. 试述咀嚼肌有哪几对，各有何作用。
2. 试述膈的位置、裂孔和作用。

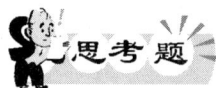

思考题

1. 试分析张口、闭口及研磨运动主要有哪些肌收缩。
2. 试分析深呼吸都有哪些肌参与。
3. 试分析增加腹压时都有哪些肌参与。

（郭芙莲）

实验四　四肢肌

一、实验目的

1. 掌握上肢肌的分部、分群、分层和排列概况。
2. 掌握上肢带肌的名称和位置。
3. 掌握三角肌的作用；臂肌的分群、层次及功能；前臂肌的分群、分层、排列和整体作用。
4. 掌握下肢肌的分部、分群、分层和排列概况。
5. 掌握髋肌的分群、分层和各群肌的功能；臀大肌和髂腰肌的作用；大腿三群肌的位置、排列层次及各群肌的功能；小腿三群肌的位置及各群肌的功能；小腿后群深层各肌的位置和作用；足肌的分群。
6. 熟悉股三角、收肌管和腘窝的境界。

二、实验材料

全尸标本，上肢肌肉标本、模型，下肢肌肉标本、模型。

三、实验步骤

（一）上肢肌

依其部位可分为肩肌、臂肌、前臂肌和手肌（图4-1）。

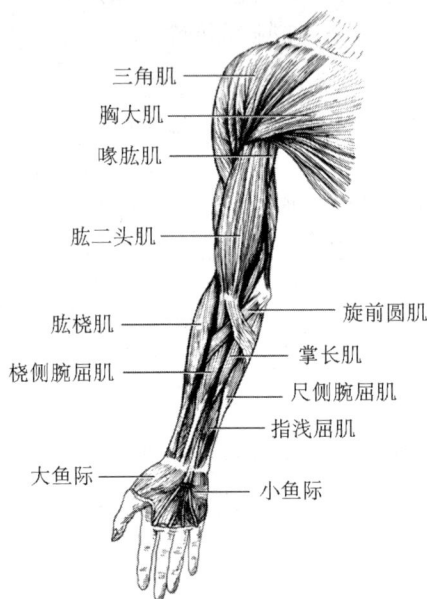

图4-1 上肢肌前群

1. 肩肌 位于肩关节周围，包括三角肌、肩胛下肌、冈上肌、冈下肌、大圆肌、小圆肌。现重点观察三角肌。

在肩部外侧面观察三角肌，它覆盖在肩关节的前、外侧、后三面，呈三角形。此肌近端宽大，附着于锁骨的外侧端、肩峰及肩胛冈，远侧端集中成三角的尖，止于三角肌粗隆。

其次观察肩胛下肌，位于肩胛骨的前面，冈上肌位于冈上窝内，在肩胛冈以下可分别见到冈下肌、大圆肌和小圆肌。

2. 臂肌 臂肌可分前群（屈肌群）和后群（伸肌群）。

（1）前群 肱二头肌：在最浅层，呈棱形，此肌在近侧端分为二头，靠内侧的一头为短头，以扁腱起于喙突。在外侧的一头为长头，此头为一长腱，起自肩胛骨关节盂上方，通过肩关节囊，经结节间沟下降，两头在臂中部合成一肌腹，下行经肘关节前方，形成肱二头肌肌腱，止于桡骨粗隆（如用力屈肘成直角，并使前臂旋后，则肱二头肌在臂前面形成明显的隆起，其肌腱亦可在肘关节前面中份摸到，为一重要肌性标志）。肱二头肌的内侧称为肱二头肌内侧沟，外侧称为肱二头肌外侧沟。内侧沟内有重要神经和血管通过。在上肢的湿标本上，用镊子柄分开肱二头肌外侧沟、内侧沟内的这些重要结构，仔细观察它们的位置关系，也可以在活体屈肘成直角并使前臂旋后，在臂前面能够见到肱二头肌肌腹形成的明显隆起，然后在其内侧用拇指向外压便会感觉到有血管在深方搏动，此便是肱动脉。在肱二头肌短头的后内方有喙肱肌，在肱二头肌深面还有肱肌。它们分别跨越肩关节和肘关节，而参与上臂前屈和屈肘。

（2）后群　肱三头肌：位于臂的后面，有 3 个头，即长头、内侧头和外侧头。长头起自肩胛骨关节盂的下方，向下行于大、小圆肌之间；外侧头在外侧，起于肱骨后面桡神经沟的外上方，内侧头起于桡神经沟的内下方，3 头合为一个肌腹，以扁腱通过肘关节后面止于尺骨鹰嘴。在上肢的湿标本上，用镊子柄分开肱三头肌的 3 个头，便会发现内侧头与外侧头之间有神经和血管，自内上向外下斜行于肱骨体的后面，此间隙称为桡神经管。

3. 前臂肌　根据它们与尺骨和桡骨以及前臂骨间膜的位置关系，将前臂肌可分为前群及后群。

（1）前群　位于尺骨和桡骨以及前臂骨间膜的前面，因此主要作用是屈腕、屈指和使前臂旋前，故称屈肌群，分为浅、深二层。

浅层肌：有 6 块肌，从桡侧向尺侧依次为肱桡肌、旋前圆肌、桡侧腕屈肌、掌长肌、尺侧腕屈肌和位于其深面的指浅屈肌。除肱桡肌起于肱骨外上髁外，其余均共同以屈肌总腱附着于肱骨内上髁。其中旋前圆肌止于桡骨体中部外侧面，其他分别止于腕、掌、指骨。

深层肌：有 3 块肌，包括位于尺侧的指深屈肌，位于桡侧的拇长屈肌，以及位于前臂远侧上述二肌深面的旋前方肌。

（2）后群　位于尺骨和桡骨以及前臂骨间膜的后面，因此主要作用是伸腕、伸指和使前臂旋后，故称伸肌群，也分浅、深两层。

浅层肌：有 5 块肌，从桡侧向尺侧依次为桡侧腕长伸肌、桡侧腕短伸肌、指伸肌、小指伸肌和尺侧腕伸肌。

深层肌：也为 5 块肌，将浅层拉开，由桡侧向尺侧（从上至下）依次为旋后肌、拇长展肌、拇短伸肌、拇长伸肌和示指伸肌，后群大多起于肱骨外上髁、桡、尺骨及骨间膜后面，止于手骨。

4. 手肌　手部掌肌可分为内侧群（小鱼际）、中间群（蚓状肌、骨间肌）及外侧群（鱼际）3 群肌，主要作用为运动手指。

（二）下肢肌

依其部位可分为髋肌、大腿肌、小腿肌和足肌（图 4 - 2）。

1. 髋肌

（1）前群

髂腰肌：由腰大肌和髂肌组成。腰大肌起于腰椎体侧面和腰椎横突，髂肌起自髂窝，两肌相互结合后止于股骨小转子。作用：屈髋并外旋大腿，使躯干前屈、侧屈。

阔筋膜张肌：起自髂前上棘，止于胫骨外上髁。

（2）后群

臀大肌：位于臀部浅层，起自髂骨外面、骶骨背面，止于臀肌粗隆和髂胫束。伸髋关节，此外尚可使髋关节旋外。臀大肌肌束肥厚，其外上部又无重要的血管和神经，故为肌内注射的常用部位。

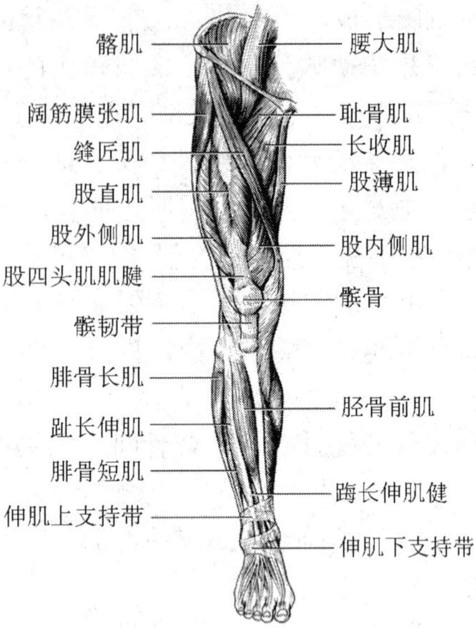

图 4 - 2 下肢肌前群

臀中肌：位于臀大肌深面。

臀小肌：位于臀中肌深面。

梨状肌：位于臀大肌深面，臀中肌下方。在坐骨大孔处，梨状肌的上、下缘均有空隙，分别称为梨状肌上孔和梨状肌下孔，均有血管和神经通过。

闭孔内肌：起自闭孔膜内面，止于转子窝。

股方肌：起自坐骨结节，止于转子间嵴。

闭孔外肌：起自闭孔膜外面，止于转子窝。

2. 大腿肌

（1）前群

缝匠肌：位于大腿前群，起于髂前上棘，止于胫骨上端前内侧面，可屈大腿、屈小腿。

股四头肌：位于大腿前群，除股直肌起于髂前下棘其余各头起于股骨上端，止于胫骨粗隆，可屈大腿，伸小腿。

（2）后群 有股二头肌、半腱肌和半膜肌。

（3）内侧群 有耻骨肌、长收肌、股薄肌、短收肌、大收肌（收肌腱裂孔）。

3. 小腿肌

（1）前群 胫骨前肌、趾长伸肌、跗长伸肌。

（2）外侧群 腓骨长肌、腓骨短肌。

（3）后群 分浅深两层，浅层为小腿三头肌，由腓肠肌和比目鱼肌组成；深层有趾长屈肌、跗长屈肌和胫骨后肌。

4. 足肌 分为足背肌（趾短伸肌和跗短伸肌）和足底肌（内侧群、外侧群、中间群）。

四、临床应用举例

1. 肱骨外上髁炎　即网球肘；原来我们上肢的伸腕伸指活动的肌肉，附着点在肘部外侧即肱骨外上髁处，打网球或羽毛球时，手紧握球拍正手扣球，这些肌肉被猛烈牵拉；若反手扣球，这些肌肉又主动猛烈收缩，这样反复的用力和收缩，使肌肉在肱骨外上髁的附着点，不断地被扯拉，反复的慢性损伤，结果产生肘部疼痛。

2. 梨状肌综合征　梨状肌是臀部的深层肌肉，从骶椎前面开始，穿出坐骨大孔，而将其分成梨状肌上孔与下孔，止于股骨大转子。梨状肌主要是协同其他肌肉完成大的外旋动作。坐骨神经走行恰好经梨状肌下孔穿出骨盆到臀部。可见梨状肌和坐骨神经的解剖关系非常密切，梨状肌若受损伤或梨状肌与坐骨神经解剖发生变异就可能使坐骨神经受到挤压而发生各种症状。

五、实验作业

1. 描述三角肌、肱二头肌、肱三头肌，臀大肌、股四头肌、小腿三头肌的位置及主要作用。
2. 绘出股三角的位置示意图。

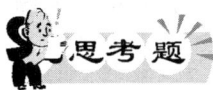

思考题

1. 哪些肌瘫痪可致"翼状肩"、"方形肩"、"爪形手"、"猿手"特征，为什么？
2. 小腿前群和外侧群肌瘫痪，足呈"马蹄内翻足"畸形，行走时产生跨阈步态，为什么？

（赵红军）

实验五　消化系统

一、实验目的

1. 掌握咽峡的组成，腮腺的位置及腮腺管的开口部位；舌的形态、黏膜和舌肌。
2. 熟悉口腔的构造和分部。下颌下腺与舌下腺的位置及导管开口部位。
3. 掌握咽的形态、位置、分部；腭扁桃体的位置。
4. 熟悉咽和各部的交通。
5. 掌握食管的位置及3个狭窄的部位。
6. 掌握胃的形态、分部和位置；了解胃壁的构造。
7. 熟悉小肠位置、分部及主要形态结构。

8. 掌握大肠的形态特点、分部和位置；阑尾的位置及其根部的体表投影；熟悉直肠的位置、弯曲和结构及肛管的结构。

9. 掌握肝的形态、位置及体表投影；胆囊的形态、分部、位置及胆囊底的体表投影。

10. 熟悉输胆管道的组成及开口部位。

11. 掌握胰的位置和形态；熟悉胰管的开口部位。

二、实验材料

头部正中矢状切面标本（观察口腔、牙、舌、唾液腺、食管等），游离的舌、胃、小肠、大肠、直肠、（包括肛管）标本，切开的空、回肠标本；盆腔矢状切面标本（示直肠、肛管的结构）及模型，打开的胸、腹盆腔标本（示消化管各器官的位置及毗邻关系，示肝、胰的位置及肝外胆道），离体的肝标本，肝、胰的模型，半身人模型。

三、实验步骤

（一）消化管的观察（图5-1）

1. 口腔 取头部正中矢状切面标本并结合用小圆镜子对照自身进行观察。口腔前壁为口唇，两侧壁为颊，上壁为腭，下壁为口底。向前以口裂通体外，向后经咽峡通咽腔。

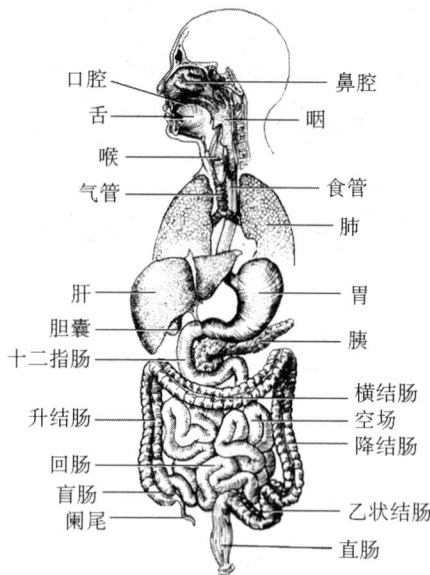

图5-1 消化、呼吸系统模式图

（1）口唇和颊 由皮肤、肌和口腔黏膜构成。上唇表面正中线上有一浅沟称人中，其上、中1/3交界处为人中穴。从鼻翼两旁至口角两侧各有一浅沟称鼻唇沟。

（2）腭 在头正中矢状切面标本上观察，腭为口腔上壁，前2/3为硬腭，后1/3为软腭。软腭由黏膜及肌构成，前缘与硬腭相续，后缘游离而下垂，其中央向下突起称腭垂，自软腭游离缘向两侧形成前、后两条由黏膜形成的弓形皱襞，近前方的一条叫腭舌弓，向下续于舌根，后方的一条叫腭咽弓，止于咽的侧壁，前、后两弓之间的凹窝内有腭扁桃体。由腭垂、左右两侧腭舌弓和舌根共同围成的狭窄区域称咽峡。

（3）牙　取牙模型观察。每个牙可分为3部，露于口腔的部分称牙冠，在牙冠的表面，被有一层洁白的釉质，埋在牙槽内的部分称牙根，牙根尖部有一小孔，称牙根尖孔，牙冠和牙根交界处称牙颈。牙槽表面和牙颈周围都被覆着口腔黏膜和结缔组织构成的牙龈。牙嵌入上、下颌骨牙槽内，分别排列成上牙弓和下牙弓。乳牙共20个，包括切牙、尖牙和磨牙；恒牙共32个，包括切牙、尖牙、前磨牙和磨牙。

（4）舌　取游离舌标本观察。舌位于口腔底，分为上、下两面，上面可见一人字形的界沟，将舌分成前2/3的舌体和后1/3的舌根。舌体的前端称舌尖。舌下面正中线处有一黏膜皱襞称舌系带，在舌系带根部的两侧各有一小黏膜隆起称舌下阜，由舌下阜向两侧延伸，各有一黏膜隆起称舌下襞。其深面有舌下腺。

舌黏膜：取小圆镜各自活体观察。舌黏膜被覆于舌的上、下面，舌上面的黏膜上有许多小突起称为舌乳头。按其形状可分丝状乳头、菌状乳头和轮廓乳头等。丝状乳头数量最多，遍布舌背；菌状乳头数量较少而体积较大，为红色钝圆形小突起，散在丝状乳头之间；轮廓乳头最大，有7~11个，排列于界沟前方。

舌肌：取头部正中矢状切面标本观察。舌内肌起止点均在舌内，其纤维有纵、横和垂直3种（不必观察）。舌外肌中最重要者有颏舌肌，起自下颌骨体后面中央，肌纤维向后上方呈扇形分散，止于舌内。

（5）大唾液腺　大唾液腺有3对，即腮腺、下颌下腺和舌下腺。其中最大者为腮腺，位于耳郭前下方，外表略呈三角形，腮腺导管由腮腺的前缘发出，在颧弓下方一横指处，向前横过咬肌表面，再呈直角向内，穿过颊肌，开口于上颌第2磨牙相对的颊黏膜处。

2. 咽　在头颈部正中矢状切面标本结合切开咽后壁的咽肌标本观察。咽是一漏斗形肌性管道，上起颅底，下至食管上端（平第6颈椎体下缘），后面紧邻上6个颈椎，前面与鼻腔、口腔及喉腔相通，因此，可将咽分鼻咽，口咽和喉咽3部（图5-1）。

（1）鼻咽　是鼻腔向后的直接延续。上达颅底，下至软腭平面，位于下鼻甲后方约1cm处有咽鼓管咽口，其前、上、后方的明显隆起称咽鼓管圆枕，圆枕后方与咽后壁之间有纵行凹陷称咽隐窝。

（2）口咽　上续鼻咽，下连喉咽，向前经咽峡通口腔。

（3）喉咽　位于喉口和喉的后方，是咽腔比较狭窄的最下部分。在喉口两侧与咽腔壁之间各有一个梨状隐窝。

3. 食管　在示食管位置的整尸上观察。食管是一前后扁窄的肌性管道。成人长约25cm，上端平对6颈椎体下缘处与咽相接，为食管的第1狭窄处；在第4、5胸椎之间高度，交叉于左主支气管之后处为食管的第2狭窄处；在第10胸椎水平穿膈肌食管裂孔处为食管的第3狭窄处，入腹腔后，在第11胸椎左侧接胃的贲门。

4. 胃　胃的位置（从打开腹腔标本上观察），胃空虚时一般位于左季肋区及腹上区；胃的形态，从游离胃可见胃有以下部分。

（1）两口　入口称贲门，与食管相接；出口称幽门，约在第1腰椎右侧与十二指肠相接。

（2）两壁 胃前壁朝向前上方；胃后壁朝向后下方。

（3）两缘 上缘称胃小弯，在近幽门处折弯成角称角切迹，下缘称胃大弯，凸向左下方。

（4）四部 靠近贲门的部分称贲门部，贲门平面以上，向左上方膨出的部分称胃底，胃的中间大部称胃体，在角切迹右侧至幽门之间的部分称幽门部。幽门部又可分为幽门管和幽门窦两部分，紧接幽门而呈管状的部分称幽门管，幽门管向左至角切迹之间稍膨大的部分称幽门窦。

从游离胃内面观察：在胃小弯处，黏膜皱襞多为纵行，约4～5条。在幽门括约肌内表面的黏膜向内形成环状皱襞，称幽门瓣。胃的肌织膜由内斜、中环、外纵3层平滑肌构成。在幽门处环形肌特别增厚，形成幽门括约肌。

5. 小肠 在切开腹腔的整体标本观察，小肠全长5～7m，起自胃的幽门，盘曲于腹部，下接盲肠，从上至下可分为十二指肠、空肠和回肠3部分。

（1）十二指肠 取十二指肠游离标本观察。十二指肠呈"C"字形包绕胰头，长约25cm，可分为上部、降部、水平部和升部。①上部起于胃的幽门，上部左侧与幽门连接处肠壁较薄，黏膜光滑无环状襞，称十二指肠球部。②降部起于十二指肠上部，达第3腰椎体下缘处急转向左，移行于水平部。剖开降部，可见降部中份肠腔后内侧壁上有一纵行的黏膜皱襞，称十二指肠纵襞，此襞下端有一乳头状隆起，称十二指肠大乳头，上有胆总管与胰管的共同开口，它距中切牙约75cm。③水平部在第3腰椎平面自右向左，横过下腔静脉至腹主动脉前面，移行于升部。④升部自腹主动脉前方斜向左上方至第2腰椎左侧，再向前下转折续于空肠。转折处形成的弯曲称十二指肠空肠曲，它被由肌纤维和结缔组织共同构成的十二指肠悬肌固定于腹后壁。

（2）空肠和回肠 在十二指肠末端处找出十二指肠空肠曲，此即空肠的起始处，空肠与回肠之间并无明显界限，空肠位于腹腔的左上方，回肠占右下方，两者长度比约2∶3。空肠与回肠均由小肠系膜连于腹后壁。

内部结构：在切开的空肠与回肠标本上观察其结构区别。空肠壁厚，回肠壁薄。空肠内面环形襞大而多，回肠则小且少。将其展平拿起来对着亮光进行观察，可以看到很多散在不透光点，像芝麻样大小（大小不定）的孤立淋巴滤泡。仅有此孤立淋巴滤泡者则为空肠，回肠末端除有孤立淋巴滤泡外，尚有成片的椭圆形不透光区，大小不一，为集合淋巴滤泡。

6. 大肠 大肠全长约1.5m，略成方框形，围绕在空、回肠的周围。起自右髂窝，终于肛门，可分为盲肠、阑尾、结肠、直肠和肛管5部分。盲肠和结肠外形有3个主要特点（取一段离体结肠标本观察）：①结肠带是肠管表面的3条纵带，②结肠袋是由肠壁上的许多横沟隔开而成的环形囊袋状突起，③肠脂垂为沿结肠带两侧分布的许多大小不等的脂肪突起。

（1）盲肠和阑尾 盲肠为大肠的起始部，下端以膨大的盲端开始，一般位于右髂窝内，向上连于结肠。在切开标本或模型上观察盲肠的内部结构，可见其左后上方有回肠末端的开口，此口称为回盲口，口的上、下缘各有一半月形的黏膜皱襞称回盲瓣，在回盲瓣的下方约2cm处，有阑尾的开口。

阑尾（蚓突）在整体标本上观察：上端连通盲肠后内壁，下端游离。3 条结肠带最后都汇集于阑尾根部，故沿结肠带向下追踪，是寻找阑尾的可靠方法。阑尾根部的体表投影：通常以脐与右髂前上棘连线的中、外 1/3 交界处，此点称为 McBurney（麦氏点）。急性阑尾炎时，此点可有压痛。

（2）结肠 在腹腔深层标本观察。按其位置和形态，可分为升结肠、横结肠、降结肠及乙状结肠 4 部分。①升结肠是盲肠上升至结肠右曲的部分。②横结肠介于结肠右曲至结肠左曲之间的部分。③降结肠由结肠左曲下降至左侧髂嵴处的一段。④乙状结肠平左髂嵴处接续降结肠，呈"乙"字形弯曲，向下进入盆腔续于直肠。

（3）直肠 在盆腔矢状切面标本游离的标本上观察。直肠位于盆腔内，上端平第 3 骶椎处接乙状结肠，下端至盆膈处续于肛管。注意直肠不直，在矢状切面上有两个弯曲，其上部与骶骨前面的曲度一致，形成凸向后的骶曲；下端绕过尾骨尖前面转向后下方，形成一凸向前的会阴曲。直肠的下端的肠腔膨大称直肠壶腹，直肠壶腹内面的黏膜形成 2～3 个半月形襞称直肠横襞，其中最大而恒定的一个皱襞在壶腹上份，距肛门 7cm。

（4）肛管 取游离直肠至肛门矢状切面标本观察。肛管为大肠的末段，上端连于直肠，下端开口肛门，长 3～4cm。肛管上段的黏膜形成 6～10 条纵行皱襞称肛柱。各肛柱下端之间有半月形黏膜皱襞相连称肛瓣。两个相邻肛柱下端与肛瓣围成袋状小陷窝称肛窦。各肛瓣和肛柱的下端共同连成一锯齿状的环形线称为齿状线（肛皮线）。齿状线以下有一宽约 1cm 表面光滑的环状带，称为肛梳。肛梳下缘有一环状线称白线，此线恰为肛门内、外括约肌的交界处，活体指诊时可触知一环状沟。白线以下的皮肤颜色较深，下方不远即终于肛门。

肛管的环形肌层特别增厚，形成肛门内括约肌。围绕在肛门内括约肌周围的骨骼肌构成肛门外括约肌，主司括约肛门。

（二）消化腺的观察

1. 肝

（1）肝的形态 用离体的肝标本、肝模型配合观察。肝呈楔形，可分上、下两面和前、后两缘及左、右两叶。肝上面隆凸，贴于膈穹窿之下称为膈面，借镰状韧带分为左、右两叶。肝下面凹凸不平与许多内脏接触称脏面，脏面朝向下后方，有排列呈"H"形的左、右纵沟和横沟。左纵沟窄而深，沟前部有肝圆韧带，后半有静脉韧带。右纵沟阔而浅，前部有胆囊窝，后部有下腔静脉由此通过。横沟为肝门，是肝门静脉、肝固有动脉、肝左右管、淋巴管和神经等出入肝的门户。

（2）肝的位置 在打开腹腔的整体标上并配合半身人模型观察，肝大部分位于右季肋区和腹上区，小部分位于左季肋区。肝上界与膈穹一致。在右锁骨中线上平第 5 肋或第 5 肋间隙。肝下界即肝下缘，正常成人肝的下界在右肋弓下，一般不能触及，剑突下可触及。小儿肝的下缘可低于右肋弓下缘 2～3cm。7 岁以后儿童右肋弓下已不能摸到。

（3）胆囊和胆道系 胆囊位于肝下面的胆囊窝内，呈鸭梨形。分为胆囊底、胆囊体、胆囊颈和胆囊管。胆囊管弯曲，向下与左侧的肝部总管会合成胆总管。胆总管位于肝门静脉右前方，与胰管汇合，形成略膨大的总管称肝胰壶腹，开口于十二指肠大乳头。在肝胰壶腹的管壁内，有环形平滑肌称为肝胰壶腹括约肌，可控制胆汁的排出和防止十二指肠内容物逆入胆总管和胰管内。

2. 胰 胰横行于胃后方，第 1、2 腰椎前方，分头、体、尾 3 部分。胰头在右方，被十二指肠包绕，胰体横跨第 1 腰椎及下腔静脉和腹主动脉前面，胰的左端是胰尾，较细，与脾门接触。

在胰的实质内偏后方，有一条与胰的长轴平行、起自胰尾向右横贯其全长的主排泄管，称胰管，最后与胆总管合并，共同开口于十二指肠大乳头。

四、临床应用举例

1. 阑尾炎 阑尾炎是指阑尾由于多种因素而形成的炎性改变，临床上常有右下腹部疼痛、体温升高、呕吐和中性粒细胞增多等表现，是最常见的腹部外科急症。阑尾的根部，其位置较恒定，3 条结肠带向下，都延伸到阑尾根部，以此作为手术中寻找阑尾的标志。在阑尾的系膜内有阑尾动、静脉，其根部位于 3 条结肠带集中之处。阑尾根部在体表的投影，一般在右髂前上棘到脐连线的中、外 1/3 处，此处称阑尾点，又叫麦氏点，阑尾炎时，此处常有明显压痛。

2. 溃疡 溃疡病是一种常见的慢性全身性疾病，分为胃溃疡和十二指肠溃疡，又叫做消化性溃疡。胃溃疡多发生在胃小弯和幽门部，以后壁为多；十二指肠溃疡多发生在十二指肠球部，以前壁为多。其临床特点为慢性过程，周期发作，中上腹节律性疼痛。

3. 肝硬化 肝硬化是一种常见的慢性肝病，可由一种或多种原因引起肝脏损害，肝脏呈进行性、弥漫性、纤维性病变。具体表现为肝细胞弥漫性变性坏死，继而出现纤维组织增生和肝细胞结节状再生，这三种改变反复交错进行，结果肝小叶结构和血液循环途径逐渐被改建，使肝变形、变硬而导致肝硬化。该病早期无明显症状，后期则出现一系列不同程度的门静脉高压和肝功能障碍，直至出现上消化道出血、肝性脑病等并发症死亡。

五、实验作业

1. 描述咽的位置形态。
2. 绘制胃的形态、结构图。
3. 绘制肝的形态结构图（两个面）。

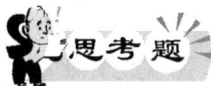

思考题

1. 简述直肠的位置及毗邻。
2. 肝脏的"H"形沟分别有何结构?
3. 试述胆汁的产生、储存及排泄途径?

（林小博）

实验六 呼吸系统

一、实验目的

1. 掌握呼吸系统的组成。
2. 熟悉固有鼻腔黏膜的分部。
3. 掌握喉的位置，主要喉软骨的名称；熟悉喉黏膜的主要形态结构，喉腔分部。
4. 掌握气管的位置、左右主支气管的结构特点。
5. 掌握肺的形态和结构，熟悉肺的位置及体表现投影。
6. 掌握壁胸膜、脏胸膜和胸膜腔；熟悉壁胸膜的分部和肋膈隐窝的位置，胸膜的体表投影。

二、实验材料

头颈部正中矢状切面标本、颅骨矢状切面示骨性鼻腔与鼻旁窦标本、喉腔矢状切面标本与模型、离体呼吸系统标本、游离肺标本与模型、胸膜示教标本、喉软骨模型与标本、纵隔标本与模型、半身人模型。

三、实验步骤

1. 肺外呼吸道的观察（图6-1）。

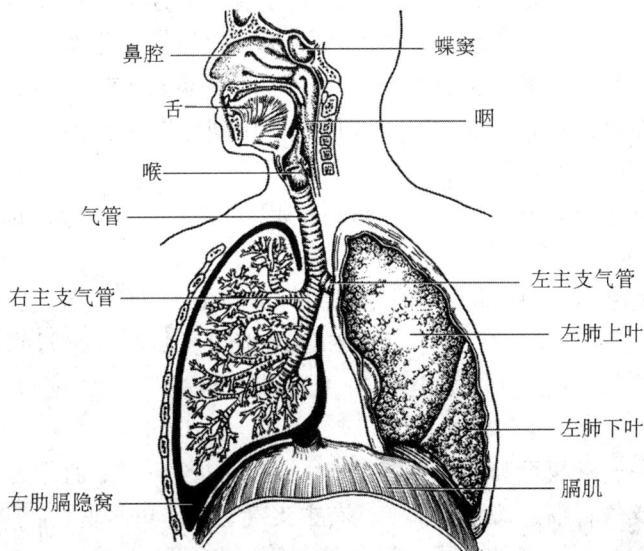

图6-1 呼吸系统模式图

（1）鼻（nose） 鼻分为外鼻（external nose）、鼻腔（nasal cavity）和鼻旁窦（paranasal sinuses）3 部分。

外鼻：外鼻有鼻根、鼻背、鼻尖及鼻翼等部，外鼻下端有鼻孔。

鼻腔：在头正中矢状切面标本观察，鼻腔由鼻中隔分为左右鼻腔，每侧鼻腔又分为前部的鼻腔前庭和后方的固有鼻腔，鼻前庭为鼻翼所围成的空腔，内面衬以皮肤，生有鼻毛。固有鼻腔由骨性鼻腔被覆以黏膜构成。外侧壁上有上鼻甲、中鼻甲及下鼻甲，各鼻甲下方分别形成上鼻道、中鼻道和下鼻道。固有鼻腔的黏膜可因其结构和功能不同，分为嗅区和呼吸区两部分。

鼻旁窦（见运动系统）。

（2）咽（pharynx）（见消化系统）。

（3）喉（larynx）

喉的位置：在整体标本与半身人模型上观察。喉位于颈前正中，位置表浅，上连于舌骨，下接气管，两侧有颈部大血管、神经和甲状腺侧叶。

喉的结构：观察喉软骨模型。喉软骨主要包括甲状软骨、环状软骨、会厌软骨和一对杓状软骨。甲状软骨是最大的喉软骨，由左右对称的两个方形软骨板构成，两板前缘以直角互相愈合形成前角，其上端向前突出称喉结。两板后缘有两对突起，上方的一对为上角，下方的一对为下角。环状软骨在甲状软骨的下方，形如指环。前部低窄呈弓形，称环软骨弓，后部高宽呈板状，称环状软骨板。杓状软骨位于环状软骨板上方，左右各一，呈三棱锥体形。尖朝上，底朝下，杓状软骨底有向前的突起称声带突。会厌软骨附着于甲状软骨前角上端的后面，形似树叶，下端狭细，上端宽阔，游离于喉口上方，前面凸，后面凹。弹性圆锥为圆锥形弹性纤维膜，其下缘附着于环状软骨上缘，上缘游离，张于甲状软骨前角后面与杓状软骨声带突之间的部分称声韧带。

喉腔：在喉矢状切面标本与模型上观察。喉腔的两侧壁有上、下两对黏膜皱襞。上方的一对称前庭襞，两侧前庭襞间的裂隙称前庭裂，下方的一对称声襞，两侧声襞及杓状软骨间的裂隙称声门裂。声门裂是喉腔最狭窄的部位，此裂前 3/5 为膜间部，与发音有关。喉腔分为喉前庭、喉中间腔和声门下腔 3 部分。前庭裂以上的部分称喉前庭；前庭裂和声门裂之间的部分称喉中间腔，喉中间腔向两侧突出的隐窝称喉室；声门裂以下的部分称声门下腔。

（4）气管（trachea）和主支气管（principal bronchus） 在整体标本并配合半身人模型观察。

气管：为前后略扁的圆筒状管道，主要由 14 ~ 16 个"C"形气管软骨构成，其间由结缔组织连结，后壁无软骨，由平滑肌和结缔组织所封闭，并紧邻食管。气管上端平第 6 颈椎体下缘与喉相连，向下至第 4、5 胸椎之间平面分为左、右主支气管，分杈处称气管杈。

主支气管：由气管杈至肺门之间的管道，左、右各一，分别称为左主支气管和右主支气管。左主支气管细、长而较水平；右主支气管粗、短而垂直。

2. 肺（lung） 肺位于胸腔内，纵隔的两侧（整体标本并配合半身人模型观察）。左肺狭长，被斜裂分为上、下两叶，即为左肺上叶与左肺下叶；右肺宽短，被斜裂和右肺水平裂分为右肺上叶、右肺中叶和右肺下叶。肺可分为一尖、一底、两面、三缘。

肺尖呈钝圆形，高出锁骨内侧段上方 2～3cm。肺底紧邻膈的上方。肋面广阔圆凸，贴近肋和肋间肌，内侧面贴近纵隔和脊柱。此面中央凹陷处称肺门，出入肺门的结构有主支气管、肺动脉、肺静脉、淋巴管及神经等。这些结构由结缔组织和胸膜包绕成束，称肺根。肺的前缘锐利，左肺前缘下半有一明显缺口称心切迹，切迹下方有一向前向内的舌状突起，称左肺小舌。肺的后缘圆钝，贴于脊柱的两旁。肺的下缘也较锐利，伸向膈与胸壁之间。

3. 胸膜（pleura）　胸膜分为壁胸膜与脏胸膜。脏胸膜又称肺胸膜，紧贴在肺的表面不易剥离，壁胸膜贴在胸壁内面。胸膜的脏壁两层在肺根周围相互移行，围成左、右两个完全封闭的胸膜腔。壁胸膜由于部位不同，又可分为 4 部分。胸膜顶为突出胸廓上口，包围肺尖的部分；肋胸膜贴在肋及肋间肌内面；膈胸膜为覆盖于膈上面的部分；纵隔胸膜为衬附于纵隔两侧的部分。在各部胸膜转折处，可形成潜在的间隙，其中最重要的间隙位于肋胸膜与膈膜转折处，称肋膈隐窝，为胸膜腔最低部位。

4. 纵隔（mediastinum）　在开胸的整体标本与纵隔模型配合观察。

纵隔是两侧纵隔胸膜之间所有器官和组织结构的总称。前界为胸骨，后界为脊柱胸段，两侧界为纵隔胸膜，上界达胸廓上口，下界为膈。纵隔通常以通过胸骨角和第 4 胸椎下缘平面将其分为上纵隔和下纵隔。下纵隔再以心包为界分为前纵隔、中纵隔和后纵隔 3 部分。

纵隔内的器官主要包括心、心包、大血管、主支气管、食管、胸导管、奇静脉、迷走神经、交感神经、淋巴结等。

四、临床应用举例

1. 肺炎　肺炎是指终末气道，肺泡和肺间质的炎症。其症状有发热，呼吸急促，持久干咳，可能有单侧胸痛，深呼吸和咳嗽时胸痛，有小量痰或大量痰，痰内可能含有血丝。幼儿肺炎患者，症状常不明显，可能有轻微咳嗽或完全没有咳嗽，应注意及时治疗。

2. 气管支气管异物　气管、支气管异物为耳鼻咽喉科常见急危疾病之一，多见于 5 岁以下儿童，严重性取决于异物的性质和造成气道阻塞的程度，轻者可致肺部损害，重者可窒息死亡。由于右支气管较左支气管粗、短，且走行垂直，所以，吸入异物大都进入并停留在右支气管和它的分支。

3. 气胸　胸膜腔由胸膜壁层和脏层构成，是不含空气的密闭的潜在性腔隙。任何原因使胸膜破损，空气进入胸膜腔，称为气胸。此时胸膜腔内压力升高，甚至负压变成正压，使肺脏压缩，静脉回心血流受阻，产生不同程度的肺、心功能障碍。最常见的气胸是因肺部疾病使肺组织和脏层胸膜破裂，或者靠近肺表面的肺大疱、细小气肿泡自行破裂，肺和支气管内空气逸入胸膜腔，称为自发性气胸。

五、实验作业

1. 描述呼吸系统的组成；喉的位置，主要喉软骨的名称、喉腔分部；气管的位置、左右主支气管的结构特点；绘出左、右主支气管的模式图。
2. 描述肺的形态和结构、肺的位置及体表现投影；壁胸膜、脏胸膜和胸膜腔；壁胸膜的分部和肋膈隐窝的位置、胸膜的体表投影。

　　3. 绘出呼吸系统的模式图。

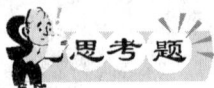

思考题

　　1. 简述喉腔的分部。

　　2. 简述肺下界的体表投影。

　　3. 试比较左、右主支气管的特点，异物多落入哪侧？

　　4. 试述壁胸膜的分部及其位置、肋膈隐窝的构成及其临床意义。

（李文明）

实验七　泌尿系统

一、实验目的

　　1. 掌握肾的形态、位置。

　　2. 掌握输尿管的分段及 3 个狭窄的部位。

　　3. 掌握膀胱的形态、膀胱三角的构成和特点。

　　4. 掌握女性尿道外口的开口部位。

　　5. 熟悉肾的内部结构、熟悉膀胱的位置。

　　6. 了解肾的被膜。

二、实验材料

　　腹后壁示肾的被膜及肾蒂的标本，男、女性盆腔标本（显示男性输尿管与输精管，女性输尿管与子宫动脉的关系），男、女性盆腔正中矢状切面标本及模型、肾的冠状切面标本与模型、男性泌尿生殖器模型，新鲜猪肾脏。

三、实验步骤

　　泌尿系统由肾（kidney）、输尿管（ureter）、膀胱（urinary）及尿道（urethra）4部分组成（图 7 - 1）。

　　1. 肾　在观察中将离体肾结合腹后壁原位肾、冠状切面肾的标本进行观察。

　　（1）外形　在游离肾标本观察。肾外形似"蚕豆"，分上、下两端，前、后两面和内、外侧两缘，内侧缘中部凹陷处称为肾门，有血管、神经、淋巴管及肾盂等出入，这些结构由结缔组织包裹成束称肾蒂。由肾门深入肾实质之间的腔隙称肾窦。

　　（2）位置　在整体标本观察。肾位于脊柱两侧，紧贴腹后壁，为腹膜外位器官，左肾上端平第 11 胸椎下缘，下端平第 2 腰椎下缘，右肾较左肾低半个椎体。

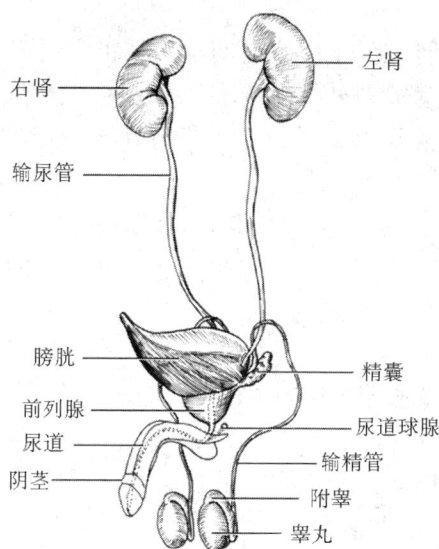

图 7-1　男性泌尿生殖系统模式图

（3）被膜　在整体标本观察，肾的被膜由内向外依次为纤维囊、脂肪囊和肾筋膜。

（4）肾内部结构　在肾的冠状切面标本和模型观察，肾实质分为边缘的肾皮质及深部的肾髓质两部。肾皮质新鲜时呈红褐色。肾髓质位于肾实质的深部。由 12～20 个圆锥形的肾锥体组成，肾皮质伸入肾锥体之间的部分称肾柱。肾锥体底朝向皮质，尖端钝圆，朝向肾门，称肾乳头。围绕在肾乳头周围的膜状小管称肾小盏，相邻的 2～3 个肾小盏合成一个肾大盏。2～3 个肾大盏合成一个漏斗型的肾盂。肾盂出肾门后逐渐变细，移行为输尿管。在新鲜猪肾脏上，可用镊子剥离肾表面的纤维膜，并做冠状切面，观察肾的内部结构。

2. 输尿管　输尿管起自肾盂，终于膀胱的肌性管道，长约 20～30cm。输尿管先位于腹部，后进入盆腔，最后穿膀胱壁开口于膀胱，其全程有 3 个生理性狭窄，第 1 个狭窄在起始部，第 2 个狭窄越过小骨盆入口跨髂血管处，第 3 个狭窄在膀胱壁内。

3. 膀胱

（1）形态　在游离标本上观察，膀胱空虚时为锥体形，分尖、体、底、颈 4 部分，尖端较小，朝向前上方，称膀胱尖。底部膨大似三角形，朝向后下方，称膀胱底。尖与底之间称膀胱体。膀胱的最下部称膀胱颈。

（2）位置　在盆腔矢状切面标本观察，成人膀胱位于小骨盆的前部，耻骨联合后方，空虚时，膀胱尖不超过耻骨联合上缘；尿液充盈时，膀胱尖则高出耻骨联合上缘。当膀胱充盈时，膀胱上面的腹膜也随之上移，临床上在耻骨联合上方，经腹前壁进行膀胱穿刺或膀胱手术，可不经腹膜腔而直达膀胱。膀胱内面靠底部有光滑的三角形区域，称为膀胱三角，此三角恰好位于 2 个输尿管口和尿道内口三者之间的连线内。膀胱三角在剖开的游离膀胱内观察。

4. 尿道　女尿道短、直、宽，长 3～5cm，直径约 0.8cm，上端起自尿道内口，下端开口于阴道前庭，该口称为尿道外口，位于阴道口的上方，距阴蒂约 2.5cm。

四、临床应用举例

1. 肾脏的临床触诊　肾脏位于腹膜后间隙内，正常情况下从腹部一般不能触及。在腹后壁，第12肋下缘、竖脊肌外缘和髂嵴上缘之间的区域，临床上称为腰三角，是进入肾脏的较短的径路。除可触诊外，还可做穿刺、肾脂肪囊封闭、切开引流或肾（盂）造口等。

2. 输尿管结石　输尿管有3处生理性狭窄，结石易停留在这3个狭窄，引起剧痛，并常向会阴区放散。

五、实验作业

1. 描述泌尿系统各主要脏器的形态、位置，绘出泌尿系统的组成图。
2. 描述输尿管的3个狭窄。
3. 绘出肾的冠状剖面图。

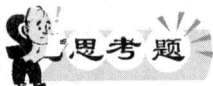

思考题

1. 简述输尿管的分段及3个狭窄的部位。
2. 简述膀胱的位置和形态。
3. 简述女性尿道的毗邻，特点及临床意义。

（李文明）

实验八　生殖系统和腹膜

一、实验目的

1. 掌握睾丸、附睾的位置、精索的位置及其组成，前列腺的位置和形态。
2. 掌握男性尿道的分部、狭窄及弯曲。
3. 掌握卵巢的位置、形态及韧带；输卵管的形态、位置和分部；子宫的位置和形态结构。
4. 掌握女性尿道外口和阴道口的位置关系。
5. 掌握壁腹膜、脏腹膜和腹膜腔的概念。
6. 熟悉阴茎的分部、形态结构和射精管的组成。熟悉睾丸、附睾的形态和结构，输精管的行程、位置和分部。
7. 熟悉阴道的位置和分部。
8. 熟悉女性乳房的结构。

9. 熟悉会阴的位置和分部。

10. 熟悉男、女盆腔腹膜陷凹的位置。

11. 了解网膜和系膜；腹膜与腹盆腔脏器的关系。

二、实验材料

男、女性盆腔标本；男、女性盆腔正中矢状切面标本及模型；男性泌尿生殖器模型，女性生殖器游离标本，会阴的模型和标本，乳房标本及模型，完整腹膜标本与腹膜模型。

三、实验步骤

（一）男性生殖器

1. 男性内生殖器

（1）睾丸（testis）

位置及形态：左、右各有一个睾丸，位于阴囊内，睾丸分内、外侧两面，前、后两缘和上、下两端。

构造：在剖开的游离睾丸观察，睾丸内部由许多睾丸小叶组成，每个小叶内含有数条精曲小管，用镊子在睾丸小叶内轻轻挑起精曲小管进行观察，可见睾丸内含有很多比头发还细的精曲小管。睾丸表面包有一层坚厚的致密结缔组织膜，称白膜。睾丸后缘的白膜较厚。

（2）附睾（epididymis）　是贴附在睾丸的上端和后缘的一长条形结构，上部为附睾头，中部为附睾体，下端为附睾尾，末端与输精管相接。

（3）输精管（ductus deferens）　从附睾末端开始，为一细长的管道，长约50cm，行程较长，可分为4部分。①睾丸部起自附睾尾，沿睾丸后缘上行，在附睾头水平移行为精索部。②精索部（皮下部）介于附睾头与腹股沟管浅环之间，常为结扎输精管的部位。③腹股沟管部位于腹股沟管内。④盆部自腹股沟管深环向内下入骨盆腔，经输尿管末端前上方至膀胱的后面，两侧输精管膨大形成输精管壶腹。其末端与精囊的排泄管汇合。

精索（spermatic cord）：是柔软的圆索，由腹股沟管深环延至睾丸上端。精索的主要成分为输精管、睾丸动脉、蔓状静脉丛、神经丛和淋巴管等，其外面有被膜包裹。

（4）射精管（ejaculatory duct）　由输精管壶腹下端与精囊排泄管汇合而成，开口于尿道的前列腺部。

（5）精囊（seminal vesicle）　位于膀胱底与直肠之间，是一对长椭圆形囊状器官。下端为排泄管，与输精管末端汇合成射精管。

（6）前列腺（prostate）　位于膀胱底与尿生殖膈之间，呈板栗状，上端宽大，下端尖细，体的后面正中有一浅的前列腺沟。

2. 男性外生殖器

（1）阴囊（scrotum）　为耻骨联合下方的一皮肤囊袋，阴囊中隔将阴囊分为左右两半，其中容纳睾丸、附睾和输精管的起始部。

（2）阴茎（penis）　分头、体、根3部分。后部为阴茎根，固定在耻骨和尿生殖膈，中部为阴茎体，在耻骨联合前下方，尖端膨大为阴茎头，阴茎头与体交界处有一环状沟称阴茎颈（又称冠状沟）。

阴茎由一条尿道海绵体和两条阴茎海绵体构成（从阴茎横断面上进行观察），尿道海绵体位于左、右阴茎海绵体的腹侧，前端膨大形成阴茎头，后端膨大为尿道球；阴茎海绵体位于阴茎背侧，左、右各一，前端变细嵌入阴茎头后面的凹陷内，后端分开形成左、右阴茎脚，附着耻骨弓（耻骨下支和坐骨支）。阴茎的皮肤薄，易伸展，在阴茎头处反折而形成双层环形皱襞，称阴茎包皮，在阴茎腹侧的包皮与尿道外之间有一纵行的皮肤皱襞，称包皮系带。

3. 男性尿道（Male urethra） 在男性盆腔矢状切面标本观察。男尿道起自膀胱的尿道内口，终于阴茎头的尿道外口，全长 16～22cm，分为前列腺部、膜部和海绵体部。前列腺部和膜部在临床上称后尿道，海绵体部称前尿道。男性尿道全长有 3 个狭窄，分别位于尿道内口、膜部和尿道外口处。有 2 个弯曲，一个为耻骨下弯，位于耻骨联合的下方，凹面向上，此部属于尿道的固定部。另一个为耻骨前弯，位于耻骨联合前下方，凹面向下，在阴茎根与体之间。将阴茎上提时，此弯变直。

（二）女性生殖器（图 8－1）

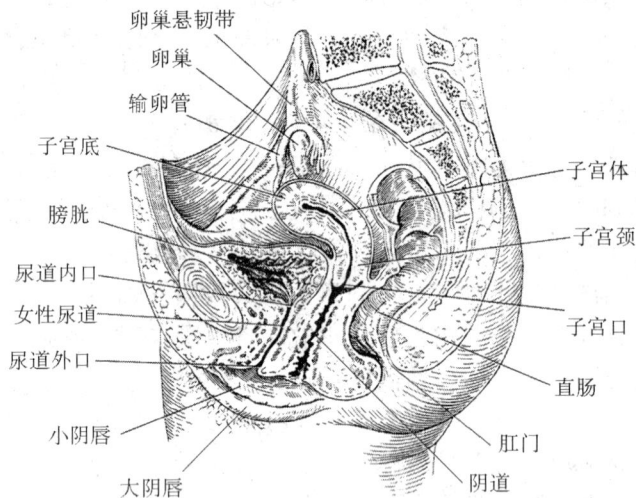

图 8－1 女性盆腔正中矢状面

1. 女性内生殖器

（1）卵巢（ovary ） 在女性盆腔标本与游离女性生殖器标本上观察。卵巢左、右各一，为椭圆形实质性器官，位于髂内、外动脉起始部之间夹角处，可分为内、外侧两面，上、下两端和前、后两缘。上端为输卵管端，借卵巢悬韧带与盆壁相连，下端为子宫端，借卵巢固有韧带连于子宫底两侧。

（2）输卵管（uterine tube） 为成对的肌性管道，长 10～12cm。包裹在子宫阔韧带上缘内。其内侧端连于子宫底两侧，外侧端游离。输卵管分为 4 部分从内向外为：①输卵管子宫部此部于子宫外侧角穿入子宫壁内，以输卵管子宫口开口于子宫腔。②

输卵管峡短而狭窄，行输卵管结扎手术多在此进行。③输卵管壶腹此段管腔膨大呈壶腹状，约占输卵管全长的2/3，卵子通常在此受精。④输卵管漏斗为输卵管的外侧端，扩大成漏斗状，漏斗边缘有许多不规则的突起，称输卵管伞，漏斗底部向腹膜腔开口，称输卵管腹腔口。

（3）子宫（uterus）

形态：呈前后略扁，倒置的梨状。分前、后两面，左、右两缘。前面朝向膀胱，后面邻直肠。子宫从上向下可区分为底、体、颈3部分，两侧输卵管子宫口上方的子宫顶部为子宫底，子宫下端狭窄部为子宫颈，其下端（下1/3）突入阴道内称为子宫颈阴道部，子宫颈其余部分位于阴道上方，称子宫颈阴道上部。子宫颈与子宫底之间的部分，称子宫体。子宫体与子宫颈阴道上部连接的部位，稍狭细称子宫峡（在非妊娠此部不明显），产科常在此处进行剖宫取胎。

子宫内腔狭窄，可分为子宫腔和子宫颈管2部（女性内生殖器冠状切面标本上观察）。子宫腔在子宫体内，系前后扁平的三角形腔隙，底向上，尖向下，两端各有输卵管开口。子宫颈管在子宫颈内，上下两端狭窄，中间稍宽，呈梭形，上口通子宫腔，下口通阴道，称子宫口。子宫口的前、后缘分别称为前唇和后唇。后唇稍长，位置较高。

子宫的位置：在女性盆腔矢状切面标本观察，子宫位于小骨盆腔中央，膀胱与直肠之间。成年女子子宫正常位置为轻度前倾、前屈。前倾是指子宫和阴道之间形成一定的角度；前屈为子宫体与子宫颈之间形成一定的角度。

子宫的固定装置：主要靠盆膈承托，子宫的正常位置主要依靠下列4对韧带维持。子宫圆韧带：起于两侧子宫角的前面、输卵管近端的下方向前外侧伸展至两侧盆壁，穿行于阔韧带与腹股沟管内，止于大阴唇前端。其作用是使子宫底保持前倾的位置。子宫阔韧带：由覆盖子宫前后壁的腹膜向两侧伸展，达骨盆侧壁而成，可限制子宫向两侧倾倒。阔韧带上缘腹膜向上延伸，内2/3包绕部分输卵管，形成输卵管系膜；外1/3包绕卵巢血管，形成骨盆漏斗韧带又称卵巢悬韧带。阔韧带内有丰富的血管、神经、淋巴管及大量疏松结缔组织，称为宫旁组织。阔韧带下部还含有子宫动静脉、其他韧带及输尿管。子宫主韧带：又称宫颈横韧带，横行于宫颈阴道上部与子宫体下部侧缘和骨盆侧壁之间，为固定子宫颈位置、保持子宫不向下脱垂的重要组织。子宫动静脉及输尿管下段穿越此韧带。子宫宫骶韧带：宫颈后面上侧方起，绕过直肠而终于第2~3骶椎前面的筋膜内。其作用是将子宫颈向后上方牵引，维持子宫前倾位置。

（4）阴道（vagina） 阴道为前后扁平的肌性管道，连接子宫与外生殖器。阴道上端围绕子宫颈下部，与子宫颈之间形成一环形腔隙称阴道穹。阴道穹分前部、后部和2个侧部，分别位于子宫颈阴道部的前、后和两侧。阴道穹后部深而宽广，与直肠子宫陷凹相邻，阴道下端以阴道口开口于阴道前庭。处女的阴道口周围有黏膜皱襞称处女膜。

2. 女性外生殖器 在完整女性标本观察。女性外生殖器又称女阴。主要包括阴阜、大阴唇、小阴唇、阴道前庭、阴蒂等。

3. 女性乳房 乳房并不属于生殖器官，但功能上与生殖器官关系密切，故习惯在学习女性生殖器时一并观察。乳房左、右各一，位于胸前部，呈半球形，乳房的中央有乳头，其表面有输乳管的开口，乳头周围一颜色较深的环行区域称乳晕。

乳房内部有乳腺（乳房已解剖的标本上观察），乳腺的组织形成 15～20 个乳腺叶，每一个乳腺叶又分为若干个乳腺小叶，每叶有一排泄管称输乳管，都向乳头集中，并呈放射状排列，其末端则变细开口于乳头上的输乳孔。在乳房深部自胸筋膜发出许多结缔组织束穿过乳腺小叶连于皮肤，称乳房悬韧带，又称 Cooper 韧带，对乳腺有支持作用。

4. 会阴（perineum） 在会阴标本和模型上观察。

（1）位置和分部 广义的会阴是指封闭骨盆下口的全部软组织，前为耻骨联合下缘，后为尾骨尖，两侧为耻骨下支、坐骨支和骶结节韧带。由两坐骨结节之间的连线可将会阴分为前、后两部，前部为尿生殖区（尿生殖三角），后部为肛区（肛门三角）。临床上，常将肛门和外生殖器之间的软组织称为会阴，即为狭义的会阴。

（2）坐骨肛门窝 又名坐骨直肠窝。主要观察标本、模型。坐骨肛门窝为位于肛管与坐骨之间的锥形间隙，在盆膈下方于额状面上呈三角形。坐骨肛门窝内充填大量脂肪组织，阴部内动脉、阴部内静脉和阴部神经贴于坐骨肛门窝的外侧壁。在此分别发出肛动脉、肛静脉和肛神经，分布于肛门外括约肌及其附近结构。

（三）腹膜（peritoneum）

1. 腹膜的配布 腹膜分为衬于腹、盆腔壁内表面的壁腹膜和贴覆于脏器表面的脏腹膜，脏、壁两层腹膜互相移行，共同围成腹膜腔。男性腹膜腔是一个完全封闭的囊，与外界不通。而女性腹膜腔则借输卵管腹腔口经输卵管、子宫和阴道与外界相通。

2. 腹膜形成的结构

（1）网膜 在完好腹膜标本、模型上观察。①大网膜由 4 层腹膜组成，连于胃大弯和横结肠之间，像围裙一样垂挂于横结肠、空肠、回肠前面，下垂至骨盆缘时再急转向上，包绕横结肠，至此与横结肠系膜相续。②小网膜为连于肝门至十二指肠上部和胃小弯之间的双层腹膜，包括从肝门至十二指肠上部之间的肝十二指肠韧带和肝门至胃小弯之间的肝胃韧带。③网膜囊是位于小网膜和胃与腹后壁之间扁窄的腹膜间隙，它是腹膜腔的一部分，又称小腹膜腔。

（2）系膜 由双层腹膜形成。内有血管、神经、淋巴管和脂肪等。系膜包括：肠系膜、横结肠系膜、乙状结肠系膜、阑尾系膜等。其中肠系膜最长，呈扇形，其根部从第 2 腰椎左侧斜向右下至右骶髂关节前方。

（3）腹膜陷凹 腹膜在盆腔脏器之间返折而形成的一些较大而恒定的凹陷（在男、女性整体标本及盆腔矢状切面标本上观察）。在男性，膀胱与直肠间有直肠膀胱陷凹。在女性，子宫与膀胱间有一较浅的膀胱子宫陷凹，直肠与子宫间有直肠子宫陷凹，是腹膜腔的最低点，且与阴道穹后部相邻。

四、临床应用举例

异位妊娠：正常情况下，精子和卵子在输卵管的壶腹部相遇受精形成受精卵，受精卵会由输卵管迁移到子宫腔，然后种植在子宫内膜上，慢慢发育成胎儿。但是，由于种种原因，受精卵没有到达子宫，而是在别的地方停留下来，这种情况医学称为异位妊娠，又叫宫外孕。90% 以上的宫外孕发生在输卵管。宫外孕是妇科一种危险的急腹症，必须对之高度警惕。一旦出现停经、腹痛并伴有阴道出血现象时，应立即去医院检查确诊。并进行及时抢救，以减少或防止腹腔出血，避免因出血过多而发生严重后果。引起宫外孕的常见原因是输卵管炎及粘连，如慢性输卵管炎、结核、子宫内膜异位等。

五、实验作业

1. 描述前列腺的形态结构。
2. 描述男性尿道的分部、弯曲和狭窄。
3. 描述子宫的固定装置。
4. 描述直肠子宫陷凹的位置及毗邻。

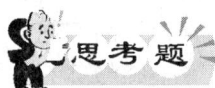

思考题

1. 男、女性内生殖器各包括哪些器官？
2. 简述精子的产生部位及排出体外的途径。
3. 为男性患者导尿需依次经过尿道的哪些狭窄和弯曲？
4. 简述女性腹膜腔与外界相通的途径。

（刘晓东）

实验九 心 脏

一、实验目的

1. 掌握心的位置、外形和心腔的结构。
2. 掌握房间隔与室间隔的形态结构。
3. 掌握心传导系统的组成、位置和功能。
4. 掌握左、右冠状动脉的起始、行径、主要分支及分布。
5. 熟悉冠状窦的位置及其主要属支。
6. 熟悉心包的概念，辨认纤维性心包与浆膜性心包。
7. 熟悉心脏的体表投影。
8. 了解心壁的构造。

二、实验材料

胸腔纵隔标本、心包标本，完整离体心标本及心模型，心传导系统标本及模型，心的血管铸型标本以及动物新鲜心脏（如猪心）。

三、实验步骤

1. 心的位置、外形

（1）观察胸腔纵隔标本　可见心位于中纵隔内，居两肺之间。其外裹以心包。翻开心包的前份，即见心呈圆锥形，约2/3在身体正中矢状面的左侧，1/3在正中矢状面的右侧，下邻膈。

（2）观察离体完整心标本及心模型　将离体完整心放在解剖位置，可见心形似倒置的圆锥体，有1尖、1底、2面、3缘和4条沟。其尖朝向左前下方，称心尖；底朝向右后上方，称心底，与出入心的大血管相连；心的前面朝向前上方，又称胸肋面；下面贴在膈上，称膈面。心的下缘较锐利，近水平位，心左缘圆钝，心右缘垂直而圆顿。心表面近心底处有一几乎呈环形的冠状沟，此沟将心分为上、下两部，上部较小为心房、下部较大为心室。心室的胸肋面和膈面各有1条纵沟，分别称前室间沟和后室间沟，前、后室间沟为左、右心室分界的表面标志。在心底，右上、下肺静脉与右心房交界处的浅沟，称房间沟（图9-1）。房间沟、后室间沟和冠状沟的交汇处，称房室交点。

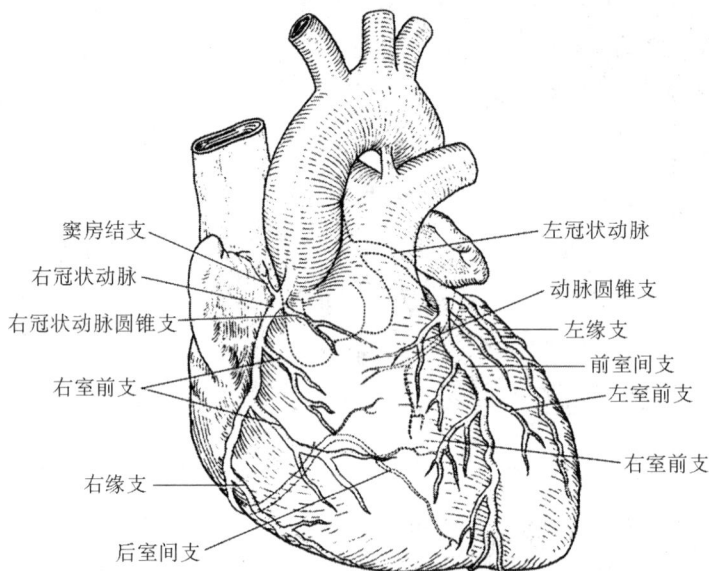

图9-1　心的外形与动脉

2. 心的各腔

心有4个腔。即右心房、右心室、左心房和左心室。左、右心房间有房间隔；左、右心室之间有室间隔。心房与心室之间的开口称房室口（图9-2）。

把切开的离体心或心模型放在解剖位置上并配合新鲜动物心脏，分别观察右心房、右心室、左心房和左心室的内部结构。

（1）右心房　其向前上方突出的部分，称右心耳。翻开房壁，可见其壁薄，内面光滑。查看出入口，其后上方的入口为上腔静脉口；后下方的入口为下腔静脉口；前下方的出口为右房室口，此口通右心室。在下腔静脉口与右房室口之间，有冠状窦口。右心房的后内侧壁为房间隔，隔下部有一卵圆形浅凹，即卵圆窝。

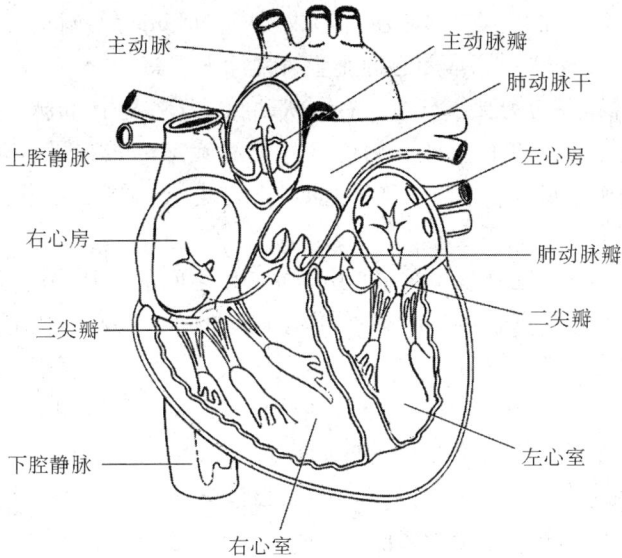

图 9 - 2 心各腔的血流方向示意图

（2）**右心室** 将右心室前壁揭开，可见其室腔呈倒置的圆锥形。有出入两口，入口在后上方，即右房室口，在口的周缘附有 3 片呈三角形的尖瓣，称右房室瓣（三尖瓣）。在右心室内面，有锥体形的肌隆起，称乳头肌，在乳头肌与房室瓣边缘有腱索相连。右心室腔向左上方伸延的部分，形似倒置的漏斗形，称动脉圆锥。动脉圆锥的上端即右心室的出口，称肺动脉口，在口的周围附有 3 片呈半月形的瓣膜，称肺动脉瓣。

（3）**左心房** 将心翻转，在心底处找到左心房，其向右前方突出的部分称左心耳。左心房后壁的两侧各有两个肺静脉口，即左心房的 4 个入口。揭开房壁，可见前下部有一出口，称左房室口，通向左心室。

（4）**左心室** 翻开左心室前壁，可见左心室内腔亦呈倒置的圆锥形，其底部有出入两口，入口在左后方，称左房室口，该口的周缘附有 2 片呈三角形的尖瓣，称左房室瓣（二尖瓣），借腱索连于乳头肌；出口位于右上方，称主动脉口，通向主动脉。主动脉口周缘也有 3 片半月形瓣膜，称主动脉瓣。

3. 心壁的构造 用已切开的心观察，心壁由内向外可分为心内膜、心肌层和心外膜 3 层。

（1）**心内膜** 衬贴于心房、心室的内面，薄而光滑。

（2）**心肌层** 由心肌纤维和结缔组织构成，特化的心肌细胞构成心的传导系统。

（3）**心外膜** 被覆于心肌表面，为浆膜心包的脏层。

4. 心的传导系统 用心传导系统标本配合模型观察。心传导系由特殊分化的心肌细胞构成，包括窦房结、房室结和房室束及其分支等。

（1）**窦房结** 位于上腔静脉与右心房交界处的心外膜深面。

（2）**房室结** 位于冠状窦口与右房室口之间的心内膜深面，其前端发出房室束。

（3）**房室束及其分支** 由房室结发出，沿室间隔膜部后下缘前行，在室间隔肌部上缘分为左、右束支。右束支较细，在室间隔右侧心内膜深面下降；左束支沿室间隔左侧心内膜深面下行。

（4）Purkinje 纤维网　左、右束支的分支在心内膜深面交织成心内膜下 Purkinje 纤维网，由该网发出的纤维进入室壁心肌，形成肌内 Purkinje 纤维网。

5. 心的血管　用离体心标本和心的血管铸型标本观察。

（1）动脉　营养心的动脉，有左、右冠状动脉。①左冠状动脉：起自主动脉左窦，经左心耳与肺动脉干之间左行，即分为前室间支和旋支。②右冠状动脉：起自主动脉右窦，经右心耳与肺动脉干之间入冠状沟向右下方走行，绕心右缘至膈面，在房室交点附近发出后室间支和左室后支。

（2）静脉　在心的膈面观察，在左心房与左心室之间的冠状沟内，有一短粗静脉干，称冠状窦，它收集了心大静脉、心中静脉和心小静脉的血液，经冠状窦口注入右心房。

6. 心包　在未切开和已切开心包的标本上观察。心包为包裹心和大血管根部的锥形囊，包括纤维心包和浆膜心包两部分。浆膜心包又分为脏层和壁层：脏层紧贴在心表面，即心外膜；壁层贴于纤维心包的内面。浆膜心包的脏、壁两层在大血管根部互相移行，两层间形成的腔隙，称心包腔。纤维心包紧贴在浆膜心包壁层的外面，上方移行为大血管的外膜，下方愈着于膈肌。

7. 心的体表投影　（在整体标本上定位观察）。

四、临床应用举例

1. 冠心病　是一种最常见的心脏病，是指因冠状动脉狭窄、供血不足而引起的心肌功能障碍和（或）器质性病变，故又称缺血性心肌病。90% 冠心病由冠状动脉粥样硬化引起的，病发率以前降支最高，其余依次为右主干、左主干或左旋支、后降支。20～50 岁男性显著高于女性；60 岁以后男女无明显差异。选用极化液和硝酸酯类药物治疗，必要时可行冠心病的介入治疗（冠脉造影、支架置放术），严重者可考虑进行外科搭桥手术。

2. 心包穿刺　当心包腔内有积液时（指浆膜性心包脏壁两层之间潴留的液体），一般以结核性最常见。其次有风湿性、化脓性及急性非特异性；治疗可采取心包穿刺术，穿刺部位在胸骨左缘第 4 肋间隙。

五、实验作业

1. 简述心的传导系统并绘图。
2. 详述心腔的结构。

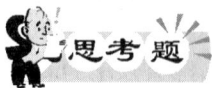

思考题

1. 心内注射术的解剖学要点有哪些？
2. 血液经过心脏是如何流动的？为什么只沿着一个方向流动而不会反流？
3. 结合临床思考胸外心脏按压的正确部位，心腔内注射的部位，心脏穿刺和心包穿刺的解剖层次。

（赵克芳）

实验十 动 脉

一、实验目的

1. 掌握肺动脉干和左、右肺动脉的行程。
2. 掌握主动脉的起止、分部及各部的位置、行程。
3. 掌握主动脉弓上的三大分支的名称、位置。
4. 掌握左、右颈总动脉的起始、位置和行程。
5. 掌握颈外动脉主要分支的行程和分布。
6. 掌握锁骨下动脉的起始、行程和分布范围。
7. 掌握掌浅弓和掌深弓的组成。
8. 掌握腹主动脉不成对脏支的名称、发出部位、行程、分支分布。
9. 熟悉肋间后动脉的行程和分布。
10. 熟悉腹主动脉成对脏支的名称、行程、分布。
11. 熟悉髂内动脉主要脏支的行程、分支和分布。
12. 了解髂内动脉主要壁支的行程、分布。

二、实验材料

打开胸前壁的完整尸体和离体心标本，头颈部动脉的标本和模型，上肢血管铸型标本和上肢血管标本，打开胸腔的尸体标本，打开腹腔的尸体标本，男、女性盆腔正中矢状面的标本及模型，下肢血管标本或下肢血管铸型标本。

三、实验步骤

（一）肺循环的动脉

在打开胸前壁的完整尸体和离体心标本上观察，可见肺动脉干起自右心室，向左后上斜行至主动脉弓的下方，平第 4 胸椎体下缘分为左、右肺动脉。左肺动脉较短，在左主支气管的前方横行，在肺门处分两支进入左肺上、下叶。左肺动脉干分叉处稍左侧与主动脉弓下缘之间有一纤维结缔组织索，称动脉韧带，是胚胎时期动脉导管闭锁后的遗迹。右肺动脉较长，经升主动脉及上腔静脉的后方向右横行，至肺门处分 3 支进入右肺上、中、下叶。

（二）体循环的动脉

在打开胸前壁的完整尸体和离体心标本上观察，可见主动脉起于左心室，向右前上方，达右侧第 2 胸肋关节高度转向左后，弓形跨过左肺根，至第 4 胸椎体下缘，移行为降主动脉，沿脊柱左前下降，穿膈主动脉裂孔入腹腔，至第 4 腰椎椎体下缘分为左、右髂总动脉。主动脉按行程分为升主动脉、主动脉弓和降主动脉（以膈的主动脉裂孔为界，又分为胸主动脉和腹主动脉）3部分（图10-1）。

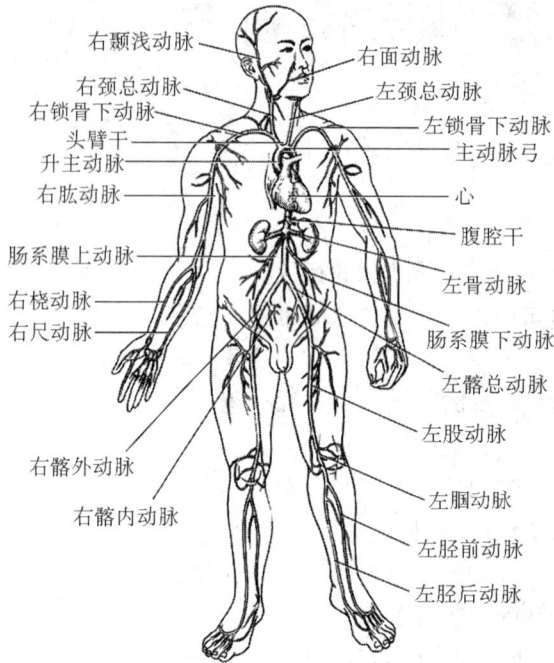

图10-1　体循环动脉分布概况

1. 升主动脉　在离体心标本上观察。升主动脉起自主动脉口，位于上腔静脉左侧，向右前上行至右侧第2胸肋关节后延续为主动脉弓、升主动脉起始部发出左、右冠状动脉。

2. 主动脉弓　主动脉弓为升主动脉的延续，呈弓形跨越左肺根后，至第4胸椎体下缘延续为降主动脉（胸部）。主动脉弓壁内有压力感受器，可感受血压的变化，主动脉弓下有2~3个粟粒状小体为主动脉小球，为化学感受器，可感受血液中二氧化碳浓度和氧分压的变化。在主动脉弓的凸侧自右向左依次发头臂干、左颈总动脉和左锁骨下动脉，头臂干在右胸锁关节后分为右锁骨下动脉和右颈总动脉。

（1）颈总动脉　左颈总动脉起自主动脉弓，右颈总动脉起自头臂干，在头颈部动脉的标本和模型上观察，左、右颈总动脉均在胸锁关节后方经胸廓上口进入颈部，沿气管、食管外侧沟上升达甲状软骨上缘，分为颈内和颈外动脉，在颈总动脉末端和颈内动脉起始处的膨大为颈动脉窦，为压力感受器，在颈、内外动脉分叉处后方的扁椭圆形小体为颈动脉小球，是化学感受器观察颈外动脉的主要分支。

①颈外动脉：起自颈总动脉，先经颈内动脉前内侧，后经其前方转向外，上行穿腮腺，至下颌颈高度分为颞浅动脉和上颌动脉两终支，沿途主要分支有：甲状腺上动脉，从颈外动脉起始部发出，向前下行，分支分布于甲状腺上极和喉；舌动脉，于甲状腺上动脉起始处上方平舌骨大角处发出，向前内行，经舌骨舌肌深面分布于舌、舌下腺和扁桃体；面动脉，自舌动脉上方发出，经下颌下腺深面，绕下颌骨下缘转向前上到达面部，经口交外侧、鼻翼外侧，最后达内眦，延续为内眦动脉，分布于面部；

颞浅动脉，为颈外动脉的终支之一，在耳廓前方上行，分布于腮腺、额、顶颞部软组织；上颌动脉，为颈外动脉的另一终支。在腮腺内向前进入颞下窝。其最重要的分支为脑膜中动脉，经棘孔入颅，分布于颅骨及硬脑膜。

②颈内动脉：见神经系统。

（2）锁骨下动脉　左侧起自主动脉弓，右侧起自头臂干，沿肺尖内侧，出胸廓上口达颈根部，斜越胸膜顶前面，经第 1 肋上面穿斜角肌间隙，于第 1 肋外侧缘续为腋动脉。它的主要分支有：椎动脉，为锁骨下动脉最大的分支，上行穿上位 6 个颈椎横突孔，经枕骨大孔入颅，分布于脑和脊髓。胸廓内动脉，起于锁骨下动脉下壁，与椎动脉起点相对。下行经胸廓上口入胸腔，沿胸骨外侧下行达第 6 肋间隙，分为肌膈动脉和腹壁上动脉。甲状颈干，为一短干，起自锁骨下动脉上壁，发出后马上分为数支，主要分支为甲状腺下动脉，分布于甲状腺、喉和气管、咽和食管等。

（3）上肢的动脉　在上肢血管铸型标本和上肢血管标本上观察。上肢的动脉为锁骨下动脉的延续。

①腋动脉：在第 1 肋外侧续于锁骨下动脉，至大圆肌下缘移行为肱动脉。主要分支有：胸肩峰动脉，为一短干，随即分为数支，分布于肩峰、胸大、小肌和三角肌；胸外侧动脉，分布于前锯肌、胸大肌、胸小肌和乳房；肩胛下动脉，为一短干分为旋肩胛动脉和胸背动脉，分布于肩胛骨附近诸肌和背阔肌；旋肱后动脉，较粗，穿四边孔，绕肱骨外科颈向后，与旋肱后动脉吻合；旋肱前动脉，绕肱骨外科颈向后，与旋肱后动脉吻合，分布于三角肌和肩关节。

②肱动脉：在大圆肌下缘续于腋动脉，沿肱二头肌内侧沟下降，至肘窝中点平桡骨颈高度分为桡动脉与尺动脉。主要分支为肱深动脉，经桡神经沟伴桡神经沟下行，分布于肱三头肌，参与肘关节网的形成。

③桡动脉：自肱动脉发出，先经肱桡肌与旋前圆肌之间，继而在肱桡肌与桡侧腕屈肌腱之间下行，至桡骨茎突处转至手背，在此发出桡动脉掌浅支后穿第 1 掌骨间隙达手掌深面，发出拇主要动脉，桡动脉掌浅支与尺动脉的终支吻合成掌浅弓。

④尺动脉：自肱动脉发出后，于尺侧腕屈肌与指浅屈肌之间下降，经豌豆骨桡侧，经屈肌支持带浅面入手掌，分出掌深支，与桡动脉的终支吻合成掌深弓。

3. 胸主动脉　在打开胸腔的尸体标本上观察。胸主动脉于第 4 胸椎下缘续主动脉弓，沿脊柱左侧下行，逐渐转至其前方。达第 12 胸椎高度穿膈主动脉裂孔，移行为腹主动脉，分支如下。

（1）壁支　9 对肋间后动脉走行在第 3～11 肋的肋沟内，分布于第 3～11 肋间隙及腹壁；一对肋下动脉走行在第 12 肋的肋沟内，分布于腹壁。

（2）脏支　有食管动脉、支气管动脉、心包支等，分别分布于食管、支气管、心包等。

4. 腹主动脉　在打开腹腔的尸体标本上观察，可见腹主动脉自膈的主动脉裂孔处续胸主动脉，沿脊柱前方下降，至第 4 腰椎体下缘分为左、右髂总动脉，分为脏支和壁支腹主动脉壁支有腰动脉、膈下动脉等。不成对的脏支有腹腔干、肠系膜上动脉、肠系膜下动脉，成对的脏支有肾上腺中动脉、肾动脉、睾丸动脉（或卵巢动脉）。

（1）腹腔干　在膈主动脉裂孔稍下起自腹主动脉，本干粗而短，分为 3 支。

①胃左动脉：为腹腔干最小的一支，发出后行向左上，至胃的贲门处发出食管支后再沿胃小弯向右下行，分布于食管腹段、贲门和胃小弯。

②肝总动脉：沿胰头上缘向右前行，至十二指肠上部，分为肝固有动脉和胃十二指肠动脉。肝固有动脉行于肝十二指肠内，向下经肝门入肝，分布于肝和胆囊。胃十二指肠动脉至幽门下缘又分为胃网膜右动脉和胰十二指肠上动脉，分布于胃、胰头、大网膜等处。

③脾动脉：沿胰的上缘左行发出胰支，主干经脾肾韧带至脾门分数支入脾，分布于脾。脾动脉末端发出胃短动脉和胃网膜左动脉，分布于胃和大网膜。

（2）肠系膜上动脉　约平第 1 腰椎水平，起自腹主动脉前壁，从胰头后面穿出向前经十二指肠水平部前方进入小肠系膜根。分支有空肠动脉、回肠动脉、回结肠动脉、右结肠动脉和中结肠动脉，分布于十二指肠至结肠左曲以前的消化管。

（3）肠系膜下动脉　将小肠翻向右上方，可见肠系膜下动脉约平第 3 腰椎水平，起自腹主动脉左前壁，行向左下，至左髂窝进入乙状结肠系膜根，终支为直肠上动脉。分支有左结肠动脉、乙状结肠动脉、直肠上动脉，分布于降结肠、乙状结肠和直肠上部。

（4）肾动脉　平第 2 腰椎起自腹主动脉部侧壁，横行向外，经肾门入肾。

（5）睾丸动脉或卵巢动脉　在男性尸体上观察，可见睾丸动脉细长，于肾动脉发出部下方，起自腹主动脉前壁，沿腰大肌前面斜向外下外，与输尿管交叉后入腹股沟管，参与精索的构成，分布于睾丸和附睾。在女性尸体标本观察，可见卵巢动脉亦起自腹主动脉的前壁，至小骨盆上缘处，进入卵巢悬韧带内，再向下进入子宫阔韧带，分布于输卵管、卵巢、子宫等处。

5. 髂总动脉　在男、女性盆腔正中矢状面的标本及模型及上观察。腹主动脉在第 4 腰椎高度分为左、右髂总动脉，沿腰大肌内侧下降至骶髂关节前方分为髂内和髂外动脉。

（1）髂内动脉　为一短干，下行进入盆腔，分为壁支和脏支。

①脏支：脐动脉，自髂内动脉起始部发出远端闭锁为脐内侧韧带，近端发出数条分支，称膀胱上动脉，分布于膀胱上、中部；膀胱下动脉，沿盆侧壁下行，分布于膀胱底、精囊腺、前列腺，女性则至阴道壁；直肠下动脉，为一细支，分布于直肠、肛提肌；子宫动脉，由髂内动脉发出，沿盆侧壁向内下行，进入子宫阔韧带两层之间，跨输尿管的前上方，分布于阴道、子宫、输卵管、卵巢等；阴部内动脉，穿梨状肌下孔处盆腔，再经坐骨小孔至坐骨直肠窝，发出肛动脉、会阴动脉、阴茎（蒂）动脉等，分布于肛门、会阴和外生殖器等。

②壁支：闭孔动脉，沿盆侧壁行向前下，穿闭膜管至大腿内侧，分布于髋关节和股内侧肌群；臀上动脉，穿梨状肌上孔臀部，分布于臀肌、髋关节；臀下动脉，经梨状肌下孔穿出，分布于臀大肌、髋关节、坐骨神经及臀部皮肤。

（2）髂外动脉　在骶髂关节前方自髂总动脉分出后行向外下，经腹股沟韧带深面进入股前部，移行为股动脉。其主要分支为腹壁下动脉，由髂外动脉在腹股沟韧带上方处发出，行向上内进入腹直肌鞘分布于腹直肌。

（3）下肢的动脉　在下肢血管标本或下肢血管铸型标本上观察。

①股动脉：髂外动脉在腹股沟韧带中点深面延续为股动脉，通过股三角进入收肌管，由股前部转至股内侧出收肌腱裂孔至腘窝，移行为腘动脉，主要分支为股深动脉。

②腘动脉：经腘窝深部中线下降至腘肌下缘后分为胫前动脉和胫后动脉。

③胫前动脉：分出后穿小腿骨间膜上部经小腿前群肌间下降至踝关节前方，移行为足背动脉。

④胫后动脉：沿小腿后面浅、深屈肌间下行，经内踝后方，屈肌支持带深面转入足底，分为足底外侧动脉与足底内侧动脉。

四、临床应用举例

1. 局部压迫止血：颞浅动脉、面动脉、颈总动脉、肱动脉、桡动脉、股动脉等均位置表浅，在活体可摸到其搏动，当局部发生出血时可压迫动脉主干止血。

2. 动脉瘤是由于动脉管壁薄弱而发生的一种永久性肿胀疾病。动脉瘤可在任何部位形成，但发生动脉瘤最常见及最麻烦的地方是在脑动脉和主动脉。动脉内发生动脉瘤有三个主要原因：①动脉壁中间肌层可能有先天性缺陷；②任何原因引起的动脉炎都会使动脉壁变得薄弱，如结节性多动脉炎、细菌性心内膜炎等；③部分动脉壁肌中层由于动脉粥样硬化或高血压等慢性疾病而缓慢恶化。

五、实验作业

1. 试述主动脉的起始、分段及各段名称。
2. 简述肠系膜上、下动脉的供血范围。

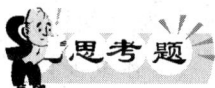

思考题

结合活体总结全身能够触摸到动脉搏动的部位和压迫止血的部位。

（周媛媛）

实验十一　　静脉、淋巴

一、实验目的

1. 掌握肺静脉的行程和注入。
2. 掌握上、下腔静脉及其属支的组成、起止和行程。
3. 掌握肝门静脉的组成、行程、属支、结构特点及与上、下腔静脉系吻合部位。
4. 掌握脾的位置、形态。
5. 掌握淋巴导管的起始、行程、注入部位及其收集范围。

6. 熟悉奇静脉的起止、行程。

7. 熟悉淋巴结的形态、构造，人体主要淋巴结群的分布。

二、实验材料

胸腔解剖标本、头颈部和上肢静脉解剖标本、躯干后壁解剖标本、胸腹腔脏器静脉解剖标本、盆会阴部和下肢静脉解剖标本、肝门静脉模型。

三、实验步骤

1. 在胸腔解剖标本上观察肺静脉。分别有两条肺静脉于左右肺肺门出发出，注入左心房。

2. 在胸腔解剖标本上寻认上腔静脉，观察在纵隔内的位置、合成、行程和注入部位，追踪奇静脉、半奇静脉。观察头臂静脉的位置、合成，比较两侧头臂静脉的长短和行进方向及其与周围结构之间的位置关系。

3. 在头颈部和上肢静脉解剖标本上寻认颈外静脉，在胸锁乳突肌的表面，观察其合成、收集范围和注入部位，颈外静脉在活体透过皮肤可见；寻认颈内静脉，起自颅底的颈静脉孔，与锁骨下静脉汇合，形成头臂静脉，注意观察两条静脉汇合处所形成的静脉角。颈内静脉颅外主要属支有面静脉和下颌后静脉，面静脉起于内眦静脉，与面动脉伴行；下颌后静脉由颞浅静脉和上颌静脉在腮腺内汇合而成，分为两支，前支注入面静脉，后支注入颈外静脉。

4. 在头颈部和上肢静脉解剖标本上辨认锁骨下静脉，注意其与锁骨下动脉之间的位置关系及其与上肢深静脉间的延续关系，注意其注入部位。观察上肢的深静脉和浅静脉。上肢的深静脉同名的动脉伴行。上肢的浅静脉有头静脉起于手背静脉网的桡侧，沿前臂桡侧和肱二头肌外侧沟上行，经三角肌和胸大肌之间上行注入腋静脉或锁骨下静脉；贵要静脉起于手背静脉网的尺侧，沿前臂尺侧和肱二头肌内侧沟上行，注入肱静脉或腋静脉；肘正中静脉位于肘窝内，是连接头静脉和贵要静脉的一个短干；在手背观察手背静脉网及其流注关系。

5. 在胸腹腔脏器静脉解剖标本上寻认下腔静脉，检查其合成、行程和注入部位；观察髂总静脉、髂外静脉和髂内静脉的位置。下腔静脉主要属支（肝门静脉除外）如下。

（1）肾静脉　注意肾静脉与肾动脉与肾盂之间的位置关系，左、右肾静脉的长、短比较及其注入部位。肾静脉与同名的动脉伴行，成直角注入下腔静脉。

（2）睾丸静脉　注意观察左、右睾丸静脉的注入部位和注入处的角度差异，理解临床上左睾丸静脉容易发生曲张的原因。睾丸静脉与同名的动脉伴行，左睾丸静脉注入左肾静脉，右睾丸静脉注入下腔静脉。

（3）肾上腺静脉　注意观察左、右肾上腺静脉的注入部位。

（4）肝静脉　取保留肝静脉和部分下腔静脉的肝标本，观察肝静脉的位置、注入部位。

（5）肝门静脉　在肝十二指肠韧带内肝固有动脉和胆总管的后方，辨认肝门静脉，在胰头的后方观察肝门静脉的合成和各属支尤其是肠系膜下静脉注入部位。寻认肝门静脉的主要属支。

（6）肝门静脉系与上腔静脉系、下腔静脉系之间的吻合　取肝门静脉系与上腔静脉系、下腔静脉系吻合模型，辨认食管静脉丛、直肠静脉丛和脐周静脉网，观察肝门静脉高压时的侧支循环途径，理解肝门静脉高压时呕血和便血的原因（图 11 – 1）。

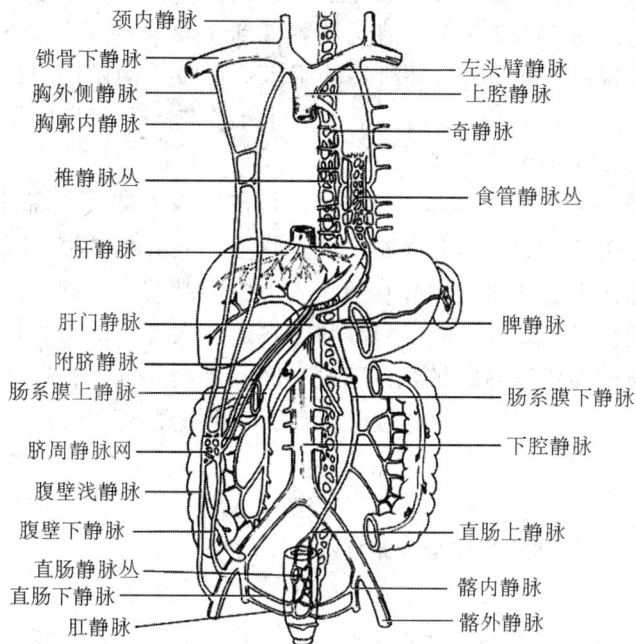

图 11 – 1　肝门静脉系与上、下腔静脉吻合模式图

6. 在盆会阴部和下肢静脉解剖标本上观察盆部的静脉。观察形成下腔静脉的髂总静脉的位置和合成；髂内、外静脉及其属支。注意其与周围结构之间的位置关系。

7. 在盆会阴部和下肢静脉解剖标本上观察下肢的深静脉和浅静脉。

（1）下肢的深静脉　下肢的深静脉伴同名的动脉，注意股静脉与股动脉的位置关系。

（2）下肢的浅静脉　观察辨认大隐静脉和小隐静脉的起始、位置、行程和注入部位。

小隐静脉在足背外侧缘起自足背静脉弓，经外踝后方上升，沿小腿后面中线行至腘窝，注入腘静脉。大隐静脉是全身最大的皮下静脉，在足背的内侧缘起自足背静脉弓，经内踝前方，沿小腿和大腿的内侧上行，到隐静脉裂孔处注入股静脉，大隐静脉在注入股静脉之前收纳的重要属支包括：腹壁浅静脉、旋髂浅静脉、阴部外静脉、股内侧浅静脉和股外侧浅静脉。

8. 在躯干后壁解剖标本上观察胸导管的行程及与周围结构的位置关系、注入部位。观察胸导管起自第 1 腰椎前方的囊状膨大，即乳糜池。在胸导管注入左静脉角处，仔细寻找左颈干、左支气管纵隔干和左锁骨下干。

9. 在腹腔的解剖标本上观察脾的位置，注意其与左肋弓的位置关系及其与胰、胃及肾之间的位置关系，仔细观察其形态，辨认其脏面的脾门和其上缘的脾切迹。

10. 在各局部标本上观察人体主要淋巴结群的位置及收集范围。

四、临床应用举例

1. 静脉曲张　静脉曲张是由于先天性血管壁膜比较薄弱或静脉压过高，使血管突出皮肤表面的症状。多发生在下肢，临床上根据病情不同主要采取压迫治疗法，在小腿肚减到最大压力值的 70%～90%，在大腿处减到最大压力值的 25%～45%，可使下肢静脉血回流，缓解或改善压力。外科抽除手术：在腹股沟做切口，切断结扎或抽出大隐静脉，若静脉曲张太厉害时，可能需要数个小伤口，一段段的抽除曲张静脉。还有硬化剂治疗、血管内烧灼治疗等。

2. 肝门静脉高压症　门静脉高压是一组由门静脉压力持久增高引起的症状。绝大多数病人由肝硬化引起，少数病人继发于门静脉主干或肝静脉梗阻以及一些原因不明的因素。当门静脉血不能顺利通过肝脏回流入下腔静脉就会引起门静脉压力增高。表现为门 - 体静脉间交通支开放，大量门静脉血在未进入肝脏前就直接经交通支进入体循环，从而出现腹壁和食管静脉扩张；脾脏肿大和脾功能亢进；肝功能失代偿和腹水等。治疗可通过饮食治疗、保肝护肝、药物治疗降低门静脉高压症状等。

五、实验作业

1. 描述全身静脉静脉的组成与分布。
2. 描述脾的位置和形态。

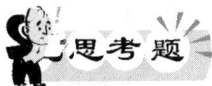

思 考 题

1. 试述胸导管的起止、行程、收集范围。
2. 简述肝门静脉的供应范围，属支及与上、下腔静脉的吻合。

（周文逊）

实验十二　感觉器

一、实验目的

1. 掌握眼球壁各层的形态、结构。
2. 掌握眼球内容物的组成。
3. 掌握眼球外肌的名称、作用。
4. 熟悉眼睑、泪器、眼底的形态结构；结膜的位置与分部。
5. 掌握中耳的组成，鼓室的位置、六个壁的主要形态结构及毗邻。

6. 掌握咽鼓管的位置、分部、开口部位和作用，幼儿咽鼓管的特点。

7. 掌握内耳的位置、形态结构和分部。

8. 掌握听觉和位置觉感受器的位置与功能。

9. 了解声波的传导途径。

二、实验材料

猪眼或羊眼（已解剖的和未解剖的各若干），示眼睑、泪器、眼肌、眼的血管标本，眼球模型；示外耳与中耳标本，内耳特制标本，听小骨标本，耳模型。

三、实验步骤

（一）眼球

在眼球模型上，并参照图 12 – 1 观察眼球壁及其眼球内容物。

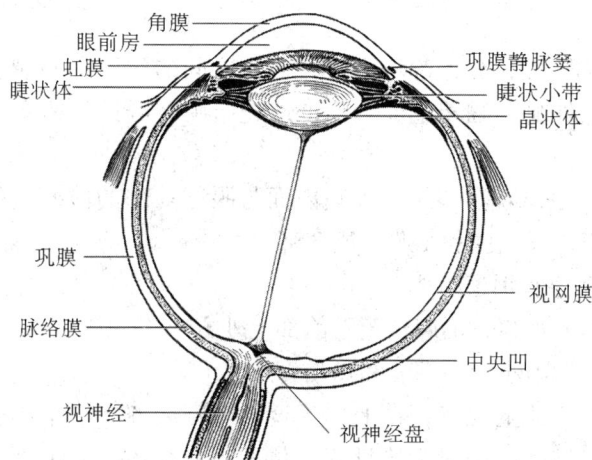

图 12 – 1　右眼球水平切面

1. 眼球壁　由外向内可分为 3 层。

（1）外膜（纤维膜）　可分为角膜和巩膜两部分。

①角膜：占外膜的前 1/6，无色透明，约呈圆形，向前突出。活体上是黑眼珠那部分的表面。

②巩膜：占外膜的后 5/6，乳白色，厚而坚韧。视神经经其后部穿出。活体上是白眼珠那部分。

（2）中膜（血管膜）　在外膜内面，因含大量色素细胞，在标本上颜色较深。从前向后可分为虹膜、睫状体和脉络膜 3 部分。

①虹膜：活体上是黑眼珠那部分的内面。为血管膜的最前部，因人种不同有差异，国人呈棕色，中央有一圆形的瞳孔。在活体上通过角膜可见（活体上眼珠中最黑的那个圆形的部分）。虹膜与角膜周缘形成的夹角，称虹膜角膜角。

②睫状体：是血管膜环形增厚的部分，在虹膜的外后方。

③脉络膜：占血管膜的后份大部，贴于巩膜内面。

（3）内膜（视网膜） 为眼球壁最内层的薄膜，可分两层，易于剥脱下来的为神经层，紧密贴在中膜内面者为色素上皮层。在视网膜后部的视神经起始处，有一圆盘状的结构，是生理性的盲点，称视神经盘。在视神经盘的颞侧，有一带黄色的斑点称黄斑。

2. 眼球内容物 包括房水、晶状体和玻璃体。

（1）房水 位于眼房内，无色透明的液体。眼房是位于角膜和晶状体之间的腔隙，被虹膜分为前房和后房。

（2）晶状体 位于虹膜和玻璃体之间，外形像一个双凸透镜，可解剖羊眼时观察。

（3）玻璃体 充填于晶状体后面的眼球内，为无色透明的胶状物质。可解剖羊眼时观察。

（二）眼副器

1. 眼副器 包括眼睑、结膜、泪器和眼球外肌等结构，在标本、模型并结合活体上观察。

（1）眼睑 俗称眼皮，分上睑和下睑，两睑之间的裂隙称睑裂。睑裂的内、外侧两端，分别称内眦和外眦。翻转上、下睑，透过结膜，可见致密坚硬，呈半月形的结构，称睑板。

（2）结膜 翻转眼睑观察，结膜为睑内面与眼球前部的薄而透明的黏膜，依其所处部位可分为睑结膜、球结膜和结膜穹窿3部。

（3）泪器 由泪腺和泪道组成。

①泪腺：在标本上观察，泪腺位于眶前部上外方。

②泪道：由泪点、泪小管、泪囊和鼻泪管组成。

③泪点泪囊：在活体上观察，在上、下睑缘内侧端各有一个小突起，其顶端的小孔称泪点。在标本上观察，泪囊为膜性囊，位于泪囊窝内，其上部为盲端，下部移行为鼻泪管。

④鼻泪管在颅骨标本上观察骨性鼻泪管。

（4）眼球外肌 位于眶内，分别运动眼球和眼睑。在标本上观察运动眼球的4条直肌和2条斜肌。可让学生在模型上观察上述6条肌的位置与走向，并模拟眼球的转动。

（5）眼的血管 结合模型观察，眼动脉起自颈内动脉，与视神经伴行入眶，在眶部发分支营养眼外肌、泪腺及眼球。其中重要的分支为视网膜中央动脉。眼静脉收集眼球及眼副器静脉血，注入海绵窦。

（三）前庭蜗器

利用前庭蜗器模型并参照图12-2观察其重要结构。

1. 外耳

（1）耳廓 在活体上对照教材及图谱互相观察。

（2）外耳道 结合模型观察，外耳道是外耳门至鼓膜之间长约2.5cm的弯曲管道。

（3）鼓膜 在模型和湿标本上观察，可见鼓膜位置倾斜，与水平面成45°角，鼓膜可分为上 1/4 的松弛部和下 3/4 的紧张部。松弛部活体呈红色，紧张部活体呈灰白色，其前下方有一个三角形反光区称光锥。鼓膜凸面对向鼓室，与锤骨柄紧密附着，凹面对向外耳道，凹面中心为鼓膜脐。

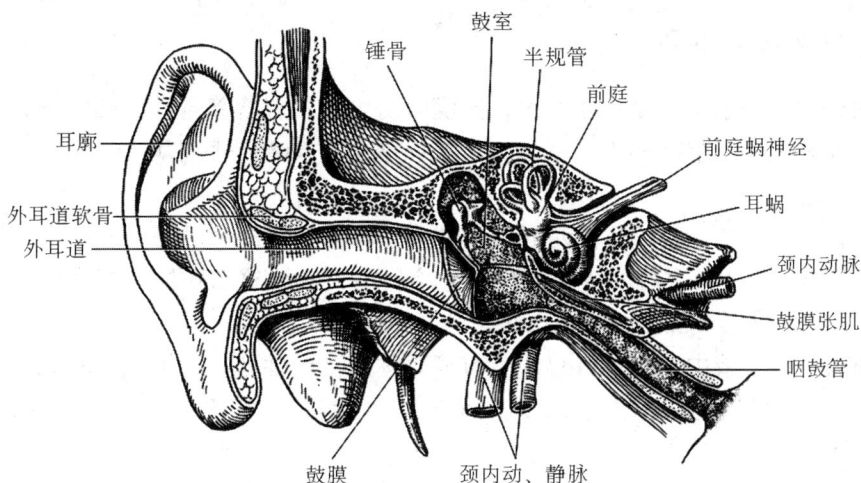

图 12 - 2　耳的结构

2. 中耳　包括鼓室、咽鼓管、乳突小房 3 部分。在模型及锯开的颞骨标本上对照观察，注意它们的解剖位置。

（1）鼓室　是颞骨岩部内的一个形状不规则的含气腔隙。室壁覆有黏膜，此黏膜与咽鼓管及乳突小房内的黏膜相续。

①鼓室的 6 个壁：分别是外侧壁，上壁，下壁，前壁，内侧壁和后壁；主要示教内、外侧壁。

外侧壁：又称鼓膜壁，以鼓膜与外耳道相隔。

内侧壁：又称迷路壁，即内耳外侧壁，此壁凹凸不平，中部有圆形隆起，名岬。鼓岬的后上方有卵圆形孔，名前庭窗，被镫骨底封闭。岬的后下方有圆形小孔，名蜗窗。在活体上有膜封闭，称为第二鼓膜。

②鼓室内容物：主要为听小骨，3 块听小骨分别称锤骨、砧骨和镫骨，在游离标本上观察 3 块听小骨的形态大小，在模型上观察 3 块听小骨的连结。

（2）咽鼓管　对照模型观察，咽鼓管为沟通中耳鼓室和鼻咽部的管道。

（3）乳突小房　为颞骨乳突内的许多含气小腔，在锯开的颞骨标本上观察，可见这些小腔互相交通，向前经乳突窦与鼓室相通。

3. 内耳　埋藏在颞骨岩部骨质内，由骨迷路和膜迷路构成。

（1）骨迷路　在模型和显示内耳的标本上观察，可见骨迷路是颞骨岩部骨质中曲折的隧道。按形态、部位可分骨半规管、前庭和耳蜗 3 部。

①骨半规管：为 3 个半环形的小管，分别称前骨半规管、后骨半规管和外骨半规管。3 个半规管互相垂直排列在 3 个平面上。3 个骨半规管以 5 个脚与前庭相通。

②前庭：为骨迷路中部较大的椭圆形结构，外侧壁有前庭窗和蜗窗。

③耳蜗：形如蜗牛壳，由一骨性蜗螺旋管环绕蜗轴（耳蜗中心的骨轴）旋转两圈半构成，蜗壳的尖端称蜗顶，朝向前外方，基底部称蜗底，有蜗神经穿出。

（2）膜迷路 是套在骨迷路内的膜性管和囊，可分为椭圆囊、球囊、膜半规管和蜗管。观察位置、分部及连通关系。

四、临床应用举例

1. 青光眼 房水是由睫状体产生，充满眼房内，具有营养角膜、晶状体、玻璃体的作用，房水一直处在循环中，一旦循环出现障碍，会导致房水增加，使眼压升高，进而导致青光眼。

2. 白内障 老化、遗传、代谢异常、外伤、辐射、中毒和局部营养不良等可引起晶状体囊膜损伤，使其渗透性增加，丧失屏障作用，或导致晶状体代谢紊乱，使晶状体蛋白发生变性，形成混浊，这种疾病叫白内障。

3. 耳聋 外耳或中耳病变引起的听力障碍称为传导性耳聋。神经性耳聋是指内耳听觉神经、大脑的听觉中枢发生病变，而引起听力减退，甚至听力消失的一种疾病，常常伴有耳鸣。

五、实验作业

1. 简述眼球壁的分部和形态，并汇出眼球的水平切面图。
2. 简述房水的产生和循环途径。
3. 光线到达视网膜需要经过哪些结构？
4. 试述正常情况下声波的传导途径。

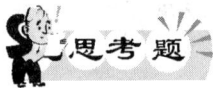

思考题

1. 佩戴眼镜矫正近视时，如何科学配镜？
2. 眼的保健有哪些方法？
3. 当视近物及远物时，晶状体的曲度是如何调节的？
4. 课后搜索助听器的科学原理，什么样的人应该佩戴助听器？

（董立珉）

实验十三 脊 髓

一、实验目的

1. 掌握脊髓灰质中主要的神经核团和白质中主要的神经束的名称、性质和功能。

2. 掌握脊髓节段的概念和节段性分布的概念，脊髓节段与椎骨的对应关系。

3. 熟悉脊髓的位置与外形。

二、实验材料

离体脊髓标本，切开椎管后壁的脊髓标本，脊髓横断面模型和脊髓传导束模型。

三、实验步骤

（一）外形和内部结构

对照图 13 – 1 结合脊髓的标本、模型，观察脊髓的外形和内部结构。

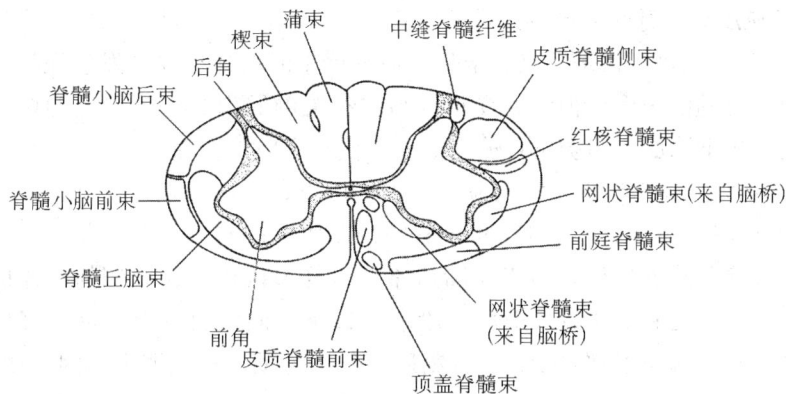

图 13 – 1　脊髓的内部结构

1. 脊髓的位置　脊髓系中枢神经的一部分，位于脊椎骨组成的椎管内，呈长圆柱状，全长 42 ~ 45cm。其上端在枕骨大孔处与延髓相连，成人脊髓下端平第 1 腰椎体下缘，婴儿平第 3 腰椎体下缘。

2. 脊髓的外形　在切开椎管的在体脊髓标本和离体脊髓标本上观察。脊髓呈前后略扁的圆柱形，全长有 2 处膨大，分别为颈膨大（第 4 颈节 ~ 第 1 胸节）和腰骶膨大（第 2 腰节 ~ 第 3 骶节），下端缩细为脊髓圆锥，脊髓圆锥以下由腰、骶和尾部脊神经在椎管内下行构成的马尾和固定脊髓的终丝。脊髓的前面正中有前正中裂，后面正中有后正中沟，前外侧和后外侧沟有脊神经前后根出入。

3. 脊髓的内部结构　在脊髓横切面标本和模型上观察，脊髓由灰质和白质两大部分组成。在脊髓的横切面上，可见中央有一细小的中央管，围绕中央管周围呈"H"形或蝴蝶形的色泽较暗的区域为灰质，灰质的外周为白质。其前面粗大的为前角或前柱，后面细长的为后角或后柱，在胸髓和上部腰髓，前、后角之间有向外伸出的侧角或侧柱；前后角之间为中间带；灰质周围色泽较亮的区域为白质，借脊髓的纵沟分为 3 个索，在前正中裂和前外侧沟之间的前索，在后正中沟和后外侧沟之间的后索，前后索之间的外侧索。在后角基底部外侧与白质之间，灰、白质混合交织，称网状结构。

（二）纤维束

取脊髓横断面模型和脊髓传导束模型，在脊髓传导束模型上观察。

1. 上行纤维束

（1）薄束和楔束　位于后索，传导躯干和四肢的意识的本体觉和精细触角的冲动。

（2）脊髓丘脑束　位居外侧索的前部和前索内，传导躯干和四肢的浅感觉。

2. 下行的纤维束

（1）皮质脊髓束　有皮质脊髓前束和皮质脊髓侧束，分别位于前索和外侧索内。将大脑皮质的神经冲动传至脊髓前角运动神经元，司骨骼肌的随意运动。

（2）后索内偏内的薄束、偏外侧的楔束、外侧索中的脊髓丘脑束。外侧索深层的皮质脊髓侧束及前索中的皮质脊髓前束。注意以上传导束的位置和上下的联系。

四、临床应用举例

1. 脊髓灰质炎　脊髓灰质炎俗称小儿麻痹症，是一种急性病毒性传染病，患者多为 1~6 岁儿童，主要症状是发热、全身不适，严重时肢体疼痛，发生瘫痪。脊髓灰质炎病人，由于脊髓前角运动神经元受损，与之有关的肌肉失去了神经的调节作用而发生萎缩，同时皮下脂肪，肌腱及骨骼也萎缩，使整个肢体变细。

2. 脊髓半侧切断综合征　表现为病灶水平以下，同侧以上运动神经元麻痹，关节肌肉的振动觉缺失，对侧痛觉和温度觉消失；在病灶侧与病灶节段相当，有节段性下运动神经元麻痹和感觉障碍。由于切断后索，病灶节段以下，同侧的本体感觉和两点辨别觉消失。由于切断锥体束，病灶节段水平以下，同侧出现上运动神经元瘫痪；由于锥体外系的抑制作用被阻断，而脊髓后根传入冲动的作用明显，因而肌张力增强，深反射亢进，趾反射变为趾背屈。由于切断脊髓丘脑束，在对侧，相当于病灶节段以下 1~2 脊髓节段水平以下，痛觉和温度觉消失。由于侧角受累，可以出现交感神经症状，如在颈 8 节段受损害，同侧颜面、头颈部皮肤可有血管运动失调征象和霍纳综合征（瞳孔缩小、眼裂狭小和眼球内陷）。

五、实验作业

1. 试述脊髓的主要功能，汇出脊髓横切面图示内部结构。

2. 脊髓半横断后，出现哪些主要临床症状？其原因如何？

3. 试述脊髓节段与椎骨的对应关系。

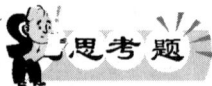

1. 神经根型颈椎病与脊髓型颈椎病的区别？

2. 颈部保健的方法和意义是什么？

3. 保证健康睡眠很重要，你选择什么样的枕头睡觉呢？请你找出科学依据。

（董立珉）

实验十四　脑干、小脑、间脑

一、实验目的

1. 掌握脑干的分部和外形。

2. 掌握第Ⅲ～Ⅻ对脑神经出入脑的位置。

3. 掌握脑干内脑神经核团名称、性质、位置和功能熟悉非脑神经核团的名称、性质和位置。

4. 熟悉小脑的位置、外形和小脑扁桃体的位置。

5. 掌握脑干内锥体束、内侧丘系、脊髓丘系、三叉丘系、外侧丘系的位置与功能。

6. 了解间脑的位置、分部及各部的组成和位置。

二、实验材料

脑干外形标本和模型，间脑标本，小脑标本，脑干矢状切面标本第四脑室标本，全脑标本，脑神经核模型，非脑神经核模型，间脑的分离组合模型，传导束模型和相关挂图。

三、实验步骤

（一）脑的概况

取整脑标本和脑的正中矢状切面标本或模型，观察并确认脑的分部（图14-1）。

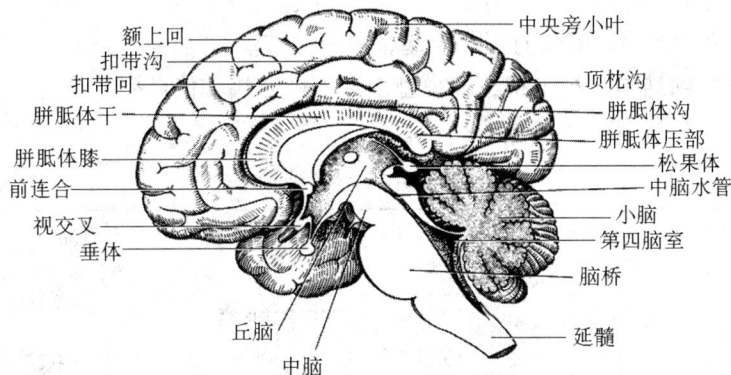

图 14-1　脑的正中矢状面观

（二）脑干（brain stem）

1. 脑干的外形　取脑干标本和模型及挂图观察。脑干呈前后略扁的圆柱状，自下而上分为延髓（medulla oblongata）、脑桥（pons）和中脑（midbrain）3 部分。

（1）脑干腹侧面观 在腹侧面，由下向上分别为呈倒置圆锥状的延髓、宽阔膨隆的脑桥、与脑桥上缘相连的一对粗大的纵行隆起的中脑。

①延髓：正中的深沟为前正中裂，其两侧的隆起为锥体，锥体外侧的沟为前外侧沟，其外侧的隆起为橄榄；在前外侧沟的上份有舌下神经根，在橄榄背外侧的沟内自上而下依次排列有舌咽、迷走和副神经根丝。在延髓下端，皮质脊髓束纤维大部分交叉至对侧下行，称锥体交叉。

②脑桥：在延髓与脑桥之间横行的延脑桥脑沟内，自内向外依次有展神经、面神经和前庭蜗神经根。脑桥中部宽阔膨隆，正中有一浅沟，称基底沟，容纳基底动脉。脑桥向后外逐渐变窄移行为小脑中脚，在脑桥腹侧面和小脑中脚移行处有粗大的三叉神经根。

③中脑：两侧的纵行隆起为大脑脚，两者之间凹陷为脚间窝。在脚间窝内，紧贴大脑脚底内侧有动眼神经根出脑。

（2）脑干背侧面观 延髓的上半部与脑桥内的中央管向后开放形成菱形窝（rhomboid fossa），即第四脑室底。

①延髓：延髓后面正中央的浅沟为后正中沟，沟两侧由内向外依次为薄束结节、楔束结节。延髓上部中央管敞开参与组成第四脑室。

②脑桥：参与构成了菱形窝的上半。

③中脑：上下各有两对圆形隆起，分别为上丘和下丘。在下丘的下方有滑车神经根附着。

④菱形窝：即第四脑室底，由延髓上半部和桥脑的背侧面构成，其上外侧界为左、右小脑上脚，下外侧界由内向外依次为薄束结节、楔束结节和小脑下脚。横行于菱形窝外侧角与中线之间有数条纤维束为髓纹。

在菱形窝的中线上有纵行的正中沟，其两侧的纵行隆起称内侧隆起。内侧隆起的下方于髓纹稍上方形成圆丘，称面神经丘。髓纹下方内上份的三角隆起为舌下神经三角，外下份的三角隆起为迷走神经三角。内侧隆起的外侧有界沟，界沟的外侧部的隆起为前庭区。前庭区的外侧角有一小隆起，称听结节。

2. 脑干的内部结构 在脑神经核模型上观察神经核和传导束的位置。

（1）脑神经核与脑神经（表 14 - 1）

表 14 - 1 脑干内的脑神经核团

脑神经核的名称	脑神经核所在部位	所连纤维的成分	连脑的部位	所连神经的名称	神经的性质
动眼神经核	中脑	躯体运动	中脑脚间窝	动眼神经	运动性
动眼神经副核		内脏运动			
滑车神经核	中脑	躯体运动	下丘下方	滑车神经	运动性
三叉神经核群	中脑脑桥延髓	躯体感觉	脑桥基底部	三叉神经	混合性
三叉神经运动核		躯体运动	与小脑中脚交界处		

续表

脑神经核的名称	脑神经核所在部位	所连纤维的成分	连脑的部位	所连神经的名称	神经的性质
展神经核	脑桥	躯体运动	脑桥延髓沟	展神经	运动性
面神经核	脑桥	躯体运动	脑桥延髓沟展神经的外侧	面神经	混合性
上泌涎核		内脏运动			
孤束核		内脏感觉			
前庭神经核窝神经核	延髓	躯体感觉	脑桥延髓沟面神经的外侧	前庭窝神经	感觉性
疑核	延髓	躯体运动	橄榄后方的沟内	舌咽神经	混合性
下泌涎核		内脏运动			
孤束核		内脏感觉			
三叉神经脊束核		躯体感觉			
迷走神经背核	延髓	内脏运动	橄榄后方沟内舌咽神经下方	迷走神经	混合性
疑核		躯体运动			
孤束核		内脏感觉			
三叉神经脊束核		躯体感觉			
疑核	延髓、脊髓	躯体运动	橄榄后方沟内迷走神经下方	副神经	运动性
副神经核	第1~5颈节运动神经元				
舌下神经核	延髓	躯体运动	延髓前外侧沟	舌下神经	运动性

（2）非脑神经核

①延髓：薄束结节、楔束结节深面有薄束核、楔束核，橄榄深面有下橄榄核。

②脑桥：脑桥基底部的深面有许多散在的脑桥核。

③中脑：中脑背侧有上丘、下丘，大脑脚深面有呈板状的黑质，黑质背侧有呈球形的红核。

（3）脑干内的纤维束　在脑干传导束模型上观察白质的组成，行经部位，重点观察内侧丘系，脊髓丘系和三叉丘系及锥体束的组成行径并仔细观察锥体交叉，内侧丘系交叉的位置，掌握其功能意义。观察脑干网状结构的位置。

①内侧丘系：由薄束核和楔束核发出的纤维在中央管腹侧交叉至对侧，形成内侧丘系交叉。交叉以后的纤维在对侧上行组成内侧丘系。

②脊髓丘系：脊髓丘脑束上行入脑干，改称脊髓丘系，终于背侧丘脑的腹后外侧核。

③三叉丘系：由三叉神经感觉核发出的纤维越过中线聚集而成，终于背侧丘脑的腹后内侧核。

④外侧丘系：由蜗神经核发出的纤维交叉（大部分）至对侧聚集而成，终于下丘脑或内侧膝状体。

⑤锥体束：分别位于中脑脚底的中 3/5、桥脑的基底部、延髓锥体的深面，其中皮质脊髓束的纤维一直下行至锥体下部，且大部分纤维交叉到对侧下行构成皮质脊髓侧束；少部分未交叉的下行纤维构成皮质脊髓前束。锥体束发出纤维支配中脑、脑桥和延髓的脑神经躯体运动核（面神经核下半部和舌下神经只接受对侧的纤维）。

（三）小脑（cerebellum）

1. 小脑的外形　取小脑标本及模型，观察其外形和内部结构。

（1）小脑半球　是小脑左、右两侧膨隆的部分，半球上面 1/3 处有一深沟，即为原裂；半球的下面近小脑蚓处每侧有一个膨大，即小脑扁桃体。

（2）小脑蚓　为两侧小脑半球中部缩窄的部分。

（3）绒球小结叶　位于小脑下面的最前份，包括半球上的绒球和小脑蚓前端的小结，属古小脑。

2. 小脑的内部结构　在小脑水平切面标本于模型上观察并辨认小脑内部结构，由浅入深依次为皮质、髓质及小脑核。

（四）第四脑室（fourth ventricle）

取脑的正中矢状切面标本，观察第四脑室的位置形态，及其与中脑水管、第四脑室正中孔、中央管和小脑延髓池的连通关系。

第四脑室位于延髓、脑桥的背面与小脑之间，上通中脑水管，下续脊髓中央管。室腔呈锥体形，顶朝向小脑，室底即菱形窝。第四脑室内有脉络丛，分泌脑脊液。室顶下部有一正中孔，外侧隐窝尖端各有一外侧孔。

（五）间脑（diencephalon）

1. 间脑的位置　取间脑脑干标本、模型，结合脑正中矢状切面标本观察。间脑位于中脑与端脑之间，两侧和背侧被大脑半球所掩盖，仅下方小部分露于表面。

2. 间脑的分部

（1）背侧丘脑　在中脑上方的一对卵圆形灰质团块即为背侧丘脑。取间脑的组合模型，观察背侧丘脑的内髓板、前核群、内侧核群和外侧核群，外侧核群的腹核、背核，腹核的腹后内、外侧核的位置。

（2）上丘脑　在第三脑室的后部中份，可见向后隆突的松果体。

（3）后丘脑　在背侧丘脑后下方，为内侧膝状体和外侧膝状体。内侧膝状体借听辐射纤维连于下丘，外侧膝状体向前连视束，向后借视辐射连于上丘。

（4）下丘脑　位于背侧丘脑的下方，由前向后依次为视交叉、漏斗、垂体、灰结节和乳头体。

（六）第三脑室（third ventricle）

在脑水平切面、冠状切面标本上观察第三脑室的形态、位置与交通。第三脑室为位于两侧背侧丘脑之间的矢状裂隙。在脑的正中矢状面上，第三脑室前部经左、右室间孔通左、右侧脑室，向后经中脑水管通第四脑室。

四、临床应用举例

小脑幕切迹疝：小脑幕切迹是小脑幕内供脑干通过的开口，略大于容纳中脑所需孔径。因此，占位性损害（例如幕上腔隙内的肿瘤）可使颅内压增高，引起部分临近的大脑颞叶穿过小脑幕切迹形成疝。小脑幕切迹疝形成过程中，颞叶可能被坚硬的小脑幕割伤，动眼神经可能被拉伸或挤伤。损伤动眼神经可能导致由动眼神经支配的眼外肌瘫痪。

五、实验作业

1. 试述脑干的组成及各部主要的结构，并绘制脑干模式图。
2. 试述第四脑室的组成及交通。

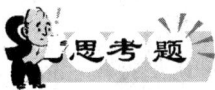

思考题

1. 延髓内的两个交叉的名称和意义？
2. 脑干内脑神经核的名称、位置及所连脑神经的名称？
3. 从进化的角度列表阐明小脑的分部与功能？

（李亚光）

实验十五 端 脑

一、实验目标

1. 掌握大脑半球的外形、主要沟裂、分叶和各叶的主要沟回。
2. 掌握大脑皮质的功能定位，第 I 躯体运动区、第 I 躯体感觉区、视区、听区的位置及功能定位。
3. 掌握基底核的组成和位置。
5. 掌握内囊的位置、分部及各部所通过的主要传导束。
4. 熟悉侧脑室的形态分部和各部的位置。

二、实验材料

脑标本、脑正中矢状切面标本、大脑水平切面标本、冻脑纤维剥离标本、脑室标本及模型、基底核模型。

三、实验步骤

1. 外形与分叶 在大脑半球标本和模型上观察大脑半球的外形和分叶。端脑由大脑纵裂分为左、右两个半球,每个半球又分为外侧面、内侧面与底面。每侧半球借3条沟分为5个叶。

(1) 大脑半球的沟 ①外侧沟:位于大脑半球外侧面从前下向后上的一条沟,为大脑半球最深、最明显的沟。②中央沟:起于上外侧面半球上缘中点稍后方,斜向前下。③顶枕沟:位于内侧面后部,自前下向走向后上至上外侧面。

(2) 大脑半球的分叶 ①额叶:为中央沟之前、外侧沟之上的部分,位于颅前窝内。②顶叶:为中央沟和顶枕沟之间、外侧沟之上的部分,位于顶骨深部。③颞叶:为外侧沟之下,顶枕沟之前的部分,位于颅中窝内。④枕叶:为半球内侧面后部,顶枕沟之后的部分,位于小脑上方。⑤岛叶:位于外侧沟深部,被大脑半球的额、顶、颞叶包盖。

2. 大脑半球各面主要的沟与回

(1) 外侧面 中央沟前方可见与之平行的中央前沟,两沟之间为中央前回。额叶上可见平行的额上沟和额下沟,把中央前回之前的额叶分为额上、中、下回。中央沟的后方与之有平行的中央后沟,两沟之间为中央后回。顶间沟自中央后沟向后与半球上缘近乎平行走行,将顶叶分为顶上、下小叶;顶下小叶的前部围绕于大脑外侧沟末端为缘上回,后部围绕于颞上沟末端为角回。外侧沟下方有与之平行的颞上、下沟,此二沟把颞叶分为颞上、中、下、回。自颞上回转入外侧沟的部分有两条横行的大脑回,称颞横回(图15-1)。

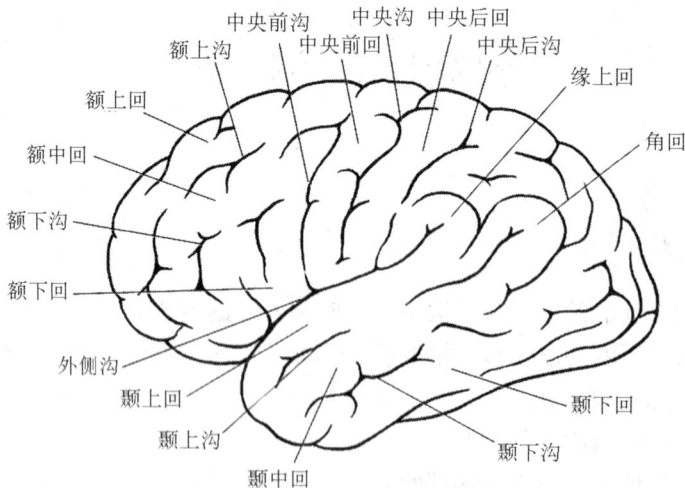

图 15 - 1 端脑外侧面观

(2) 内侧面 中部连接两侧半球的神经纤维称为胼胝体。胼胝体下方的弓形纤维束为穹窿。胼胝体上方有胼胝体沟,胼胝体沟上方并与其平行走向的为扣带沟,两沟之间为扣带回;扣带沟中后部上方为中央旁小叶,是中央前、后回延续到内侧的部分。胼胝体后方有顶枕沟与距状沟,两沟之间为楔叶,下方为舌回。

（3）底面　在额叶，有纵行的嗅束，其前端膨大为嗅球，向后扩大为嗅三角。在颞叶由外侧向内侧依次有枕颞外侧回、枕颞内侧回、海马旁回（前端弯曲称海马钩），分别由枕颞沟、侧副沟与海马沟分隔。

3. 大脑半球内部结构　在大脑水平切面、冠状切面标本和模型上观察大脑半球的内部结构，可见大脑由皮质、髓质、基底核和侧脑室4部分组成。

（1）大脑皮质　观察大脑皮质的主要中枢。①第Ⅰ躯体运动中枢：位于中央前回和中央旁小叶前部。②第Ⅰ躯体感觉中枢：位于中央后回和中央旁小叶后部。③视觉中枢：位于距状沟两侧的皮质。④听觉中枢：位于颞横回。⑤听觉性语言中枢：位于缘上回。⑥运动性语言中枢：位于额下回后部。⑦视觉性语言中枢：位于角回。⑧书写中枢：位于额中回后部。

（2）基底核　从基底核模型和脑水平切面标本上观察。基底核位于白质内，靠近大脑半球底部，包括豆状核、尾状核、屏状核和杏仁体。尾状核呈蝌蚪状，分头、体、尾3部分，围绕豆状核和背侧丘脑，尾部连接杏仁体。豆状核在脑水平切面上呈三角形，被白质板分为壳和苍白球两部分。豆状核和尾状核合称为纹状体，其中尾状核和壳称为新纹状体，苍白球称为旧纹状体。

（3）大脑的髓质　①胼胝体：取脑的正中矢状面标本，观察胼胝体的位置、形态。②内囊：在脑水平切面标本上，辨认内囊的位置。内囊为位于豆状核、尾状核和背侧丘脑之间的投射纤维，在大脑水平切面上，内囊呈向外开放的"V"形，可分为3部：内囊前肢位于豆状核和尾状核之间，内含额桥束和丘脑前辐射；内囊后肢位于豆状核和背侧丘脑之间，有皮质脊髓束、皮质红核束、丘脑上辐射、顶枕颞桥束、视辐射和听辐射通过；内囊膝位于前、后肢会合处，有皮质核束通过。③联络纤维：是联系同侧大脑半球不同部位皮质之间的纤维。

（4）侧脑室　取脑室标本或模型，观察侧脑室的位置、形态、分部及脑室脉络丛的形态。侧脑室位于半球内，左右各一，形态不规则，可分为中央部、前角、后角和下角四部（图15-2）。

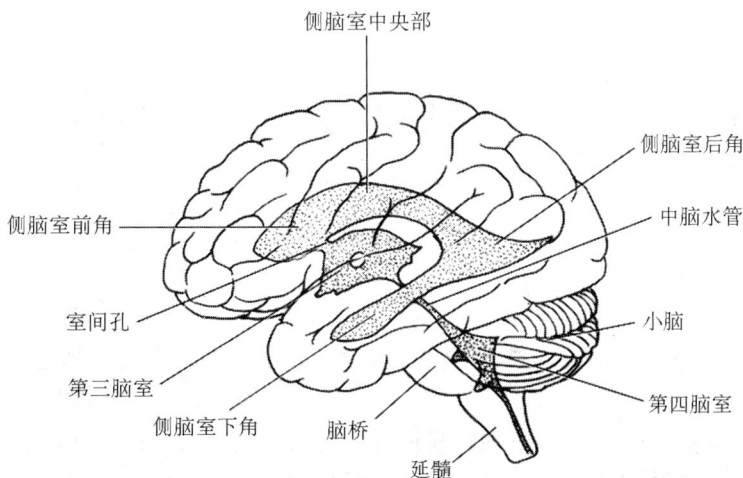

图15-2　侧脑室模式图

四、临床应用举例

1. 三偏综合征 因病变累及内囊时，病人出现病灶对侧偏瘫、偏身感觉障碍和双眼对侧同向偏盲，称"三偏综合征"，是内囊出血的典型症状。①偏瘫：病变脑组织对侧肢体瘫痪。②偏身感觉障碍：病灶对侧肢体感觉减退或消失。③偏盲：病灶对侧同向偏盲，如病灶在右侧内囊，则左眼外侧一半和右眼内侧一半看不见。

2. 脑梗死 脑梗死主要是由于供应脑部血液的动脉出现粥样硬化和血栓形成，使管腔狭窄甚至闭塞，导致局灶性急性脑供血不足而发病；也有因异常物体（固体、液体、气体）沿血液循环进入脑动脉或供应脑血液循环的颈部动脉，造成血流阻断或血流量骤减而产生相应支配区域脑组织软化坏死者。前者称为动脉硬化性血栓形成性脑梗死，后者称为脑栓塞。此外，尚有一种腔隙性脑梗死，系高血压小动脉硬化引起的脑部动脉深穿支闭塞形成的微梗死。脑梗死是脑血管病中最常见者，致残率极高，且极易复发。

五、实验作业

1. 试述大脑皮质主要功能中枢的位置及其损伤后可能出现的症状。
2. 试述内囊的位置、分部及各部中通过的纤维。
3. 基底神经核包括哪些神经核？何谓纹状体及新、旧纹状体？

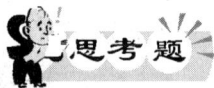

思考题

1. 若左侧内囊出现病变，可出现哪些功能障碍？
2. 人体各部在第Ⅰ躯体运动区的定位有何规律？

（李亚光）

实验十六 脑和脊髓的被膜、血管和脑脊液循环

一、实验目标

1. 掌握硬膜外隙的位置；蛛网膜的形态特点、蛛网膜下隙、终池的位置及临床意义。
2. 掌握硬脑膜的形态特点及硬脑膜形成的特殊结构（大脑镰、小脑幕）的位置。
3. 掌握脑的动脉来源、颈内动脉和椎动脉的走行及其主要分支分布；大脑动脉环的组成、位置及功能意义。
4. 掌握脑脊液的产生部位和循环途径。

5. 熟悉海绵窦的位置、穿经海绵窦的结构及海绵窦的交通。

二、实验材料

离体脊髓及被膜标本、脑膜标本、脑室标本或模型、脑血管标本或模型、脑静脉标本与模型。

三、实验步骤

（一）脊髓和脑的被膜

1. 脊髓的被膜

（1）硬脊膜 在离体脊髓标本上观察，可见硬脊膜坚韧致密、较厚，上端附于枕骨大孔边缘，向下于第2骶椎水平逐渐缩细，包裹马尾，末端附于尾骨。硬脊膜与椎管内的骨膜之间的腔隙为硬膜外隙，内含疏松结缔组织、脂肪、脊神经根和椎内静脉丛。硬膜外麻醉就是将麻药打入硬膜外隙，从而阻断脊神经的传导。

（2）脊髓蛛网膜 打开硬脊膜可见其深面有一层半透明薄膜即为蛛网膜。脊髓蛛网膜与软脊膜间有宽阔的间隙称蛛网膜下隙，内充满脑脊液。蛛网膜下隙在脊髓圆锥下端扩大形成终池。

（3）软脊膜 为贴附于脊髓表面的一层薄膜，深入脊髓的沟和裂内，有丰富的血管和神经。

2. 脑的被膜 在脑膜标本上观察。脑的被膜由外向内为硬脑膜、脑蛛网膜和软脑膜三层。

（1）硬脑膜 坚韧而有光泽，有内、外两层。外层与颅顶结合疏松，与颅底结合紧密。硬脑膜内层在某些部位向颅腔内折叠形成大脑镰、小脑幕和鞍膈。有些部位的内、外两层分开，形成硬脑膜窦，包括上矢状窦、下矢状窦、横窦、直窦、窦汇、乙状窦和海绵窦等。海绵窦位于垂体窝的周围，蝶鞍两侧。在海绵窦内侧壁上有颈内动脉和展神经通过，在外侧壁内有动眼神经、滑车神经及眼神经和上颌神经通过。

（2）脑蛛网膜 紧邻硬脑膜的深面，为一层透明的薄膜。脑蛛网膜与软脑膜之间的空隙为蛛网膜下隙，内有脑脊液，与脊髓的蛛网膜下隙相通。脑蛛网膜形成许多颗粒突起突入上矢状窦内，称蛛网膜颗粒。蛛网膜下隙在脑的沟裂处扩大形成蛛网膜下池，主要有小脑延髓池、桥池、脚间池、交叉池等。

（3）软脑膜 软脑膜覆盖于脑表面并深入沟裂内，而薄富有血管。在某些部位，软脑膜及其血管与室管膜上皮共同构成脉络组织，脉络组织的血管反复分支连同其表面的软脑膜和室管膜上皮一起突入脑室，形成脉络丛，是产生脑脊液的主要结构。

（二）脑脊液

脑脊液是充满于脑室系统、脊髓中央管和蛛网膜下隙内的无色透明液体，主要由侧脑室、第三脑室和第四脑室的脉络丛所产生，成人总量约150ml。循环途径为：侧脑室脉络丛产生的脑脊液，经室间孔流向第三脑室，与第三脑室脉络丛产生的脑脊液一起，经中脑水管流入第四脑室，再经正中孔和外侧孔流入蛛网膜下隙，经蛛网膜颗粒渗透到上矢状窦，经直窦、窦汇、横窦、乙状窦汇入颈内静脉。

（三）脑的血管

1. 脑的动脉　脑的动脉来源于颈内动脉和椎动脉。在脑血管标本或模型上观察。

（1）椎动脉　椎动脉起自锁骨下动脉，向上穿经第 6 至第 1 颈椎横突孔，经枕骨大孔入颅。在延髓与脑桥交界处两侧椎动脉汇合成基底动脉。椎动脉的主要分支有：脊髓前动脉、脊髓后动脉、小脑下后动脉。基底动脉在脑桥基底沟内上行，主要分支有：小脑下前动脉、迷路动脉、脑桥动脉、小脑上动脉、大脑后动脉。

（2）颈内动脉　在脑血管标本上找出左、右颈内动脉及其分支。颈内动脉供应大脑半球的前 2/3 和部分间脑。颈内动脉在甲状软骨平面起始于颈总动脉，行于气管、食管的外侧，经颈动脉管进入颅内，进入海绵窦，在视交叉的外侧分为大脑前动脉和大脑中动脉。大脑前动脉在视交叉的外侧，继续行向内前方，进入大脑纵裂前由前交通动脉相连通，至大脑纵裂转向上后方，分支分布于大脑半球额叶和顶叶内侧面皮质。大脑中动脉在视交叉两侧直接起始于颈内动脉，在颞叶与额叶间行向外侧经外侧沟前端绕至大脑半球背外侧面，分支分布于颞叶前部及额叶、顶叶外侧面的大部。后交通动脉起自颈内动脉末段，是连接颈内动脉和大脑后动脉的一对动脉。较细小有时甚至缺如。

（3）大脑动脉环　在脑血管标本上观察。大脑动脉环又称 Willis 环，由前交通动脉、两侧大脑前动脉起始段、两侧颈内动脉末段、两侧后交通动脉和两侧大脑后动脉起始段共同组成。

2. 脑的静脉　在脑静脉标本与模型上观察大脑浅静脉走行与注入部位。可见脑的静脉不与动脉伴行，分浅、深两组。浅静脉收纳皮质和髓质的静脉血，深静脉收集髓质、基底核、内囊、间脑、脉络丛等处的静脉血，最后汇合成一条大脑大静脉，注入直窦。

四、临床应用举例

1. 硬膜外隙与硬膜外麻醉　硬膜外隙是指硬脊膜与椎管内面的骨膜及黄韧带之间的狭窄腔隙，其内有疏松结缔组织、脂肪组织、淋巴管、椎内静脉丛，有脊神经根通过。不与颅内相通，略呈负压，临床上可向此间隙内注入麻药麻醉脊神经根。

硬膜外麻醉是将局麻药注入硬膜外隙，阻滞脊神经根，暂时使其支配区域产生麻痹。硬膜外隙不与颅腔相通，药液不扩散到脑组织。硬膜外麻醉所需的剂量比蛛网膜下隙麻醉大 5 ~ 10 倍。

2. 脑积水　脑积水是因颅内疾病引起的脑脊液分泌过多或（和）循环、吸收障碍而致颅内脑脊液存量增加，脑室扩大的一种疾病。临床小儿多见头颅增大、囟门扩大、紧张饱满、颅缝开裂逾期不合、落日目、呕吐、抽搐、语言及运动障碍，智力低下；成人多见间断性头痛、头胀、头沉、头晕、耳鸣耳聋、视力下降、四肢无力等。

五、实验作业

1. 简述硬脑膜窦有哪些，彼此间如何联系？
2. 试述脑脊液的功能、产生及循环途径。
3. 大脑动脉环位于何处，有哪些血管组成，有何功能意义？

思考题

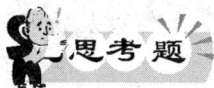

1. 脑脊液的检查需要去脑脊液标本，穿刺时需要经过那些结构才能取到脑脊液？
2. 白质和灰质的分部与脑血管的分部有什么样的关系？
3. 颈椎病时为什么会有头晕等脑部不适？
4. 脑中有哪些部位可以发生脑疝？

（张　冬）

实验十七　脊　神　经

一、实验目标

1. 掌握脊神经的构成、分部、纤维成分、分支及分布概况。
2. 掌握各神经丛的组成、位置、分布概况。
3. 掌握膈神经的起始、行程和分布。
4. 了解颈丛皮支的名称、浅出部位及分布。

二、实验材料

脊神经标本，颈丛神经标本，臂丛神经标本，胸神经标本，腰丛神经标本，骶丛神经标本，完整尸体标本（示各神经丛）。

三、实验步骤

脊神经共 31 对，分颈神经 8 对，胸神经 12 对，腰神经 5 对，骶神经 5 对和尾神经 1 对。脊神经出椎间孔后分为前、后两支。后支较小，走向后方，分布于枕、项、背、腰和臀部的皮肤及深层肌。前支粗大，除大部分胸神经前支外，其余各支分别交织成丛，有颈丛、臂丛、腰丛、骶丛。在脊神经标本、颈丛神经标本、臂丛神经标本、胸神经标本、腰丛神经标本、骶丛神经标本或完整尸体标本上观察。

1. 颈丛　翻开胸锁乳突肌，可见颈神经第 1~4 前支组成的颈丛及其分支。

（1）皮支　有枕小神经、耳大神经、颈横神经和锁骨上神经，于胸锁乳突肌后缘中点浅出，分布于枕部、耳部、颈前区和肩部的皮肤。

（2）肌支　其中重要的有膈神经。膈神经是颈丛中最长的一支，由第 3~5 颈神经前支组成。在胸锁乳突肌的深面，沿前斜角肌表面下行，经胸廓上口入胸腔（由锁骨下动、静脉之间通过），沿心包两侧、肺根前方下行至膈，支配膈的运动和管理沿途胸膜、心包等的感觉，右侧的感觉纤维还分布到肝和胆囊等处。

2. 臂丛 臂丛由第 5~8 颈神经前支及第 1 胸神经前支大部分组成，行于锁骨下动脉的后上方，经锁骨之后进入腋窝，在腋窝内围绕腋动脉形成内侧束、外侧束及后束。由各束发出数条长的神经、主要分布到肩、臂、前臂及手的肌和皮肤。

（1）尺神经 由内侧束发出，伴肱动脉下行，向下经肘关节后方紧贴尺神经沟下行，渐至前臂前面，伴尺动脉走行，达腕部经掌腱膜的深面入手掌，尺神经在前臂发分支支配尺侧腕屈肌和指伸屈肌尺侧半，入手掌发分支支配小鱼际肌、拇收肌、第 3、4 蚓状肌和骨间肌等。皮支分布手掌尺侧 1/3 区及尺侧一个半手指的皮肤，手背面尺侧 1/2 及尺侧两个半指的皮肤（第 3、4 两指毗邻侧只分布于近节）。

（2）正中神经 由外侧束和内侧束各发出一个根会合而成，可在腋动脉前方寻找，可见该神经伴肱动脉下行至肘窝，并穿过旋前圆肌向下经指浅、深屈肌之间、再经腕部达手掌。该神经在臂部无分支，在前臂部有分支，支配除肱桡肌、尺侧腕屈肌和指伸屈肌尺侧半以外的所有前臂屈肌。在掌部正中神经的终支支配除拇收肌以外的鱼际肌和第 1、2 蚓状肌。皮支分布于手掌桡侧 2/3 区、桡侧 3 个半指掌面及桡侧 3 个半指中节、远节背面的皮肤。

（3）肌皮神经 由外侧束发出，其分支支配臂部前群肌及前臂外侧皮肤。

（4）桡神经 此神经粗大，由后束发出，在肱骨后面，贴桡神经沟走向外下达肱骨外上髁前方。分深、浅两支。深支穿旋后肌至前臂的背面，支配前臂后肌群；浅支伴桡动脉下行，达前臂远端背面，分布于手背桡侧 1/2 区和桡侧两个半指背面近节的皮肤。在臂部发分支支配肱三头肌。

（5）腋神经 起自后束，在腋窝后壁处，可见腋神经向后穿四边孔，绕肱骨外科颈，主要支配三角肌。

3. 胸神经前支 可在胸后壁或离体肋间神经标本上寻找。胸神经前支共 12 对。第 1~11 对各自位于相应的肋间隙内，称为肋间神经。第 12 对胸神经前支位于第 12 肋下方，故名肋下神经。上 6 对肋间神经分布于相应的肋间肌、胸壁皮肤及壁胸膜，下 5 对肋间神经和肋下神经除分布相应的肋间肌、胸壁皮肤、壁胸膜外，还进一步向前下斜行进入腹壁，走在腹内斜肌与腹横肌之间，支配腹前外侧壁的肌和皮肤以及壁腹膜。

4. 腰丛 在暴露腹后壁的标本上观察。翻开腰大肌，于腰椎横突前方可见腰丛。它由第 12 胸神经前支的一部分及第 1~4 腰神经前支组成主要分支如下。

（1）股神经 是腰丛的最大分支。此神经沿腰大肌的外侧缘下降，经腹股沟韧带的深面和股动脉的外侧入股前部，分支支配大腿前面的肌和皮肤。股神经的皮支中有一支最长的分支称为隐神经，与大隐静脉伴行，向下分布于小腿内侧面及足内侧缘皮肤。

（2）髂腹下神经、髂腹股沟神经 此二神经自腰大肌外侧缘走出，髂腹下神经于浅环上方浅出；髂腹股沟神经自浅环穿出，两者均分布于腹股沟区的肌和皮肤。

（3）闭孔神经 通过闭孔至大腿内侧肌群和大腿内侧的皮肤。

5. 骶丛 可在带有骨盆矢状切面的标本上观察。它由第 4~5 腰神经前支和全部骶神经前支以及尾神经的前支组成，位于小骨盆腔内紧贴梨状肌的前面。由骶丛发出的主要神经如下。

（1）坐骨神经 从梨状肌下孔出骨盆，至臀大肌深面，在坐骨结节和股骨大转子之间下行至大腿后面，沿途分支到大腿后肌群。坐骨神经一般在腘窝上角分为胫神经和腓总神经。

①胫神经：沿腘窝中线向下，在小腿后面的浅、深层肌之间伴胫后动脉下行，通过内踝后方至足底分成足底内侧神经和足底外侧神经。胫神经分支分布于小腿后群肌、足底肌和小腿后面及足底的皮肤。

②腓总神经：沿腘窝外侧向外下行。绕过腓骨颈，达小腿前面，分为腓深神经和腓浅神经。腓深神经伴胫前动脉下降，支配小腿前群肌及足背肌等。腓浅神经行于小腿外侧肌群内，并支配该群肌。腓浅神经于小腿下部穿出深筋膜，分布于小腿外侧、足背及趾背的皮肤。

（2）阴部神经 经梨状肌下孔出骨盆，再经坐骨小孔至坐骨肛门窝，沿窝的外侧壁向前，其分支达阴茎（阴蒂）、阴囊、会阴及肛门外括约肌和肛门附近皮肤。

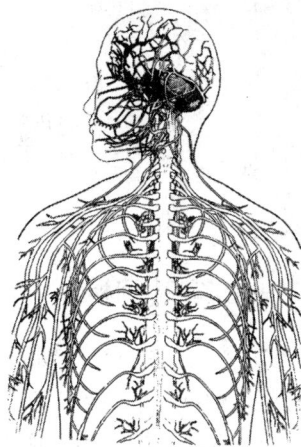

图 17 - 1　周围神经概观图

四、临床应用举例

1. 颈丛麻醉部位 颈丛皮支由胸锁乳突肌后缘中点附近穿出，位置表浅，散开行向各方，其穿出部位，是颈部皮肤浸润麻醉的一个阻滞点。

2. 臂丛麻醉部位 在锁骨中点上约 1cm 处用局麻药。

3. 坐骨神经与坐骨神经痛 坐骨神经由腰 5～骶 3 神经根组成。坐骨神经痛是指坐骨神经病变，沿坐骨神经通路即腰、臀部、大腿后、小腿后外侧和足外侧发生的疼痛症状群。按病损部位分根性和干性坐骨神经痛两种，前者多见根性坐骨神经痛病变位于椎管内，病因以腰椎间盘突出最多见，干性坐骨神经痛的病变主要是在椎管外坐骨神经行程上，病因有骶髂关节炎、盆腔内肿瘤、臀部外伤、臀肌注射不当以及糖尿病等，单侧为多。

五、实验作业

1. 描述各神经丛的主要分支、分布。
2. 描述坐骨神经的行程、分支和分布。

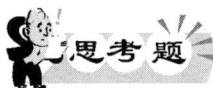

思考题

1. 患颈椎病时，颈丛会受到压迫，试分析会出现哪些不适？
2. 患腰椎间盘突出症时，试分析会出现哪些不适？

（张　冬）

实验十八　脑神经和内分泌系统

一、实验目标

1. 掌握脑神经的数目、名称、纤维成分；动眼神经、三叉神经、面神经、迷走神经、舌下神经的主要分布及其一般功能。

2. 熟悉脑神经出入颅腔部位；视神经、滑车经神、展神经和副神经的主要分布和功能。

3. 了解嗅神经、前庭蜗神经、舌咽神经的主要分布及一般功能。

4. 掌握内分泌器官和内分泌组织的基本概念和甲状腺、肾上腺及垂体的形态与位置。

5. 熟悉甲状旁腺、胸腺和松果体的形态及位置。

二、实验材料

去顶盖颅骨标本，取脑后留有硬脑膜的头矢状切面标本；去眶上壁的眶内结构标本（含睫状神经节）；三叉神经、面神经、迷走神经（头、颈、胸部）、舌咽神经、副神经及舌下神经标本；脑干模型、三叉神经模型、头面部神经模型、颞骨和耳模型；头颈部矢状切面标本（示垂体）和头颈部示甲状腺与甲状旁腺标本；童尸（示胸腺）和腹后壁标本（示肾上腺）；游离甲状腺、肾上腺、垂体和胸腺标本；示甲状腺、肾上腺、垂体模型。

三、实验步骤

（一）分别在不同标本上观察 12 对脑神经

1. 嗅神经　取保留鼻中隔的头部矢状切面标本上观察，可见鼻中隔的上部和上鼻甲突起部的黏膜内有 15～20 条嗅丝，向上穿筛孔，终于嗅球。

2. 视神经　在去眶上壁的标本上观察，可见眼球后极偏鼻侧有粗大的视神经出眼球、经视神经管入颅腔。

3. 动眼神经　在去眶上壁的标本和附有脑神经根的标本上观察，可见大脑脚间窝发出的动眼神经，经过海绵窦穿眶上裂入眶，达眼的上、下、内直肌、下斜肌和上睑提肌，还有一小支与睫状神经节相连（是动眼神经副交感核的纤维，换神经元后分布到瞳孔括约肌和睫状肌）。

4. 滑车神经　在去眶上壁的标本上观察，可见由中脑背侧下丘下方发出的滑车神经，绕大脑脚至腹侧，向前经海绵窦穿眶上裂入眶内，支配上斜肌。

5. 三叉神经　取三叉神经标本和模型观察，可见三叉神经连于脑桥，往前行于颞骨岩部，在硬脑膜下方有膨大的三叉神经节，从节上发出 3 支。

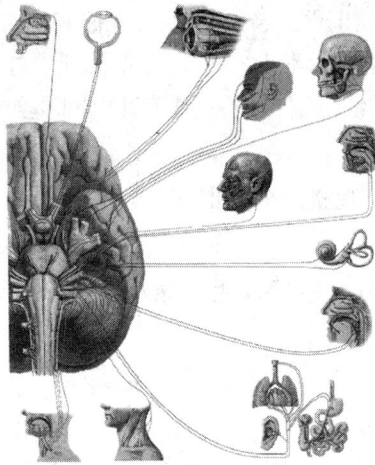

图 18 - 1　脑神经概观

（1）眼神经　经眶上裂入眶内，分支分布于眼球、结膜、角膜、泪腺、鼻腔黏膜以及鼻背。

眼神经的一个终支，名为眶上神经，它沿眶上壁下面前行经眶上切迹（或眶上孔），分布于上睑和额顶部皮肤。

（2）上颌神经　穿圆孔出颅后经眶下裂入眶改名眶下神经，分布于眼裂、口裂之间的皮肤。沿途还分支至上颌窦和鼻腔的黏膜以及上颌牙齿和牙龈等处。

（3）下颌神经　经卵圆孔出颅后立即分为许多分支，其运动纤维支配咀嚼肌；感觉纤维则分布于下颌牙齿、牙龈、颊和舌前 2/3 的黏膜，以及耳前和口裂以下的皮肤。下颌神经的主要分支有下牙槽神经和舌神经。

6. 展神经　可在去眶上壁的标本上观察，在脑桥延髓沟中出脑，经眶上裂入眶内，支配外直肌。

7. 面神经　主要纤维发自脑桥的面神经核，在脑桥延髓沟中出脑，入内耳门（在颞骨模型观察），经颞骨面神经管，最后出茎乳孔，穿过腮腺，呈放射状分布于面部表情肌等（在面神经和头面部神经模型上观察）。此外，面神经还有内脏感觉（味觉）纤维，内脏运动（副交感）纤维。

8. 前庭蜗神经　包括传导听觉的纤维和传导平衡觉的纤维。在耳模型上观察，可见此神经与面神经同行入内耳门，分布到内耳（前庭和耳蜗）。

9. 舌咽神经　此神经由延髓发出后，经颈静脉孔出颅达咽及舌后 1/3，发出颈动脉窦支，达颈动脉窦及颈动脉小球（不易观察到）。

10. 迷走神经　在头、颈、胸部的标本上观察。此神经在延髓侧面离开脑干，经颈静脉孔出颅，在颈部走在颈总动脉与颈内静脉之间的后方，经胸廓上口入胸腔，通过肺根的后面沿食管下降，经膈的食管裂孔入腹腔达胃的前、后面、胃小弯和肝等。行程中发出许多分支。这里只观察喉返神经，左侧喉返神经勾绕主动脉弓，右侧喉返神经勾绕锁骨下动脉。回返向上，行于食管和气管间沟内至咽下缩肌下缘，改称喉下神经。分布于大部分喉肌和声门裂以下的喉黏膜。

11. 副神经　翻开胸锁乳突肌向上，其深面相连该肌的神经即副神经。此神经在延髓侧面离开脑干，经颈静脉孔出颅，支配胸锁乳突肌和斜方肌。

12. 舌下神经 在颈部深层标本上观察。首先找到颈外动脉下部，于该动脉前面跨过，连于舌的神经即舌下神经，该神经由延髓锥体外侧离开脑干，经舌下神经管出颅，支配舌肌。

（二）分别在不同标本上观察内分泌器官

1. 甲状腺 在头颈部标本上观察，可见在颈前部及两侧有一呈"H"形的器官，这就是甲状腺。甲状腺由左叶、右叶及甲状腺峡组成。有些个体在甲状腺峡上方有锥状叶。

2. 甲状旁腺 贴附在甲状腺左、右叶的后面或埋在甲状腺组织中，为棕黄色的卵圆形小体，一般有上、下两对。

3. 肾上腺 位于两肾的上端，腹膜之后。左肾上腺呈半月形，右肾上腺约呈三角形。

4. 垂体 呈椭圆形，位于垂体窝内，借漏斗连于下丘脑。

5. 胸腺 在童尸上观察其位置与形态。

6. 松果体 位于背侧丘脑的上后方，颜色灰红。

四、临床应用举例

1. 面神经麻痹可分为中枢型和周围型 中枢型：为核上组织（包括皮质、皮质脑干纤维、内囊、脑桥等）受损时引起，出现病灶对侧颜面下部肌肉麻痹。从上到下表现为鼻唇沟变浅，露齿时口角下垂（或称口角歪向病灶侧，即瘫痪面肌对侧），不能吹口哨和鼓腮等。多见于脑血管病变、脑肿瘤和脑炎等。周围型：为面神经核或面神经受损时引起，出现病灶同侧全部面肌瘫痪，从上到下表现为不能皱额、皱眉、闭目、角膜反射消失，鼻唇沟变浅，不能露齿、鼓腮、吹口哨，口角下垂（或称口角歪向病灶对侧，即瘫痪面肌对侧）。多见于受寒、耳部或脑膜感染、神经纤维瘤引起的周围型面神经麻痹。此外还可出现舌前2/3味觉障碍。

2. 三叉神经损伤 三叉神经半月节以上损伤时，可出现患侧头面部皮肤及舌、口、鼻腔黏膜的一般感觉丧失；角膜反射消失；患侧咀嚼肌瘫痪，张口时下颌偏向患侧。三叉神经半月节以下受损时，可出现各单支损伤表现，眼神经受损时，出现患侧睑裂以上皮肤感觉障碍，角膜反射消失；上颌神经损伤时可至患侧下睑及上唇皮肤、上颌牙齿、牙龈及硬腭黏膜的感觉障碍；下颌神经受损时可致患侧下颌牙齿、牙龈及舌前2/3和下颌皮肤的一般感觉障碍，并有患侧咀嚼肌的运动障碍。

3. 甲亢 甲亢是甲状腺功能亢进的简称，是由多种原因引起的甲状腺激素分泌过多所至的一组常见内分泌疾病。主要临床表现为多食、消瘦、畏热、多汗、心悸、激动等高代谢症状群，神经和血管兴奋增强，以及不同程度的甲状腺肿大和眼突、手颤、胫部血管杂音等为特征，严重的可出现甲亢危相、昏迷甚至危及生命。

4. 糖尿病 糖尿病是由遗传因素、免疫功能紊乱、微生物感染及其毒素、自由基毒素、精神因素等等各种致病因子作用于机体导致胰岛功能减退、胰岛素抵抗等而引发的糖、蛋白质、脂肪、水和电解质等一系列代谢紊乱综合征，临床上以高血糖为主要特点，典型病例可出现多尿、多饮、多食、消瘦等表现，即"三多一少"症状。

五、实验作业

1. 描述脑神经都有哪些，有哪些纤维成分?
2. 描述三叉神经的主要分布及其一般功能。
3. 描述面神经的纤维成分、分布及一般功能。
4. 描述迷走神经的纤维成分、分布及一般功能。
5. 描述内分泌器官有哪些?

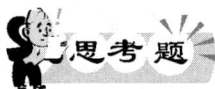

思考题

1. 三叉神经痛时，按压哪些部位可以诱发三叉神经痛?
2. 脑出血时可能会出现哪些症状，试分析其原因?
3. 内分泌器官有哪些，与之相关的疾病有哪些?

（张　冬）

第二篇

局部解剖学

>>>

实验十九　头颈部

一、实验目的

1. 掌握头颈部表面解剖。
2. 掌握颅顶的层次及结构特点。
3. 掌握海绵窦的位置、构成、穿经结构及交通关系。
4. 掌握面部血管的行程分布，掌握面神经分支和分布，掌握三叉神经的终末支——眶上神经、眶下神经、颏神经的出颅位置。
5. 掌握颈动脉三角的境界层次，颈动脉鞘的构成、内容及毗邻关系。
6. 掌握甲状腺区的局部解剖：甲状腺区前面的层次结构，甲状腺的位置、被膜、固定装置和毗邻甲状腺的血管和神经。
7. 熟悉腮腺的位置、形态及腮腺鞘，掌握穿过腮腺的神经、血管以及腮腺导管投影及开口。
8. 熟悉颅内、外静脉交通关系及意义。
9. 熟悉颈阔肌、浅静脉及皮神经的分布。
10. 了解头部的境界，面部与颅部的划分。
11. 了解头颈部神经血管来源与分布。
12. 了解颅后窝的境界，以及出入各孔的结构及毗邻关系。
13. 了解面部皮肤、浅筋膜和表情肌配布。
14. 了解颈部的境界、颈部与项部的划分，颈部各三角的构成。
15. 了解颈筋膜层次、筋膜间隙及交通关系。

二、实验材料

人体头颈部标本一具，人体头颈部挂图，方盘、解剖刀、镊子、手锯等。

三、实验步骤

（一）面部解剖

1. 面肌解剖

（1）尸体取仰卧位，肩部垫高，使头部后仰，作如下切口（如标本头部毛发较长，应剃光或剪短）：①自颅顶正中向前下，经鼻背、人中至下颌体下缘，作正中切口。②沿上、下睑缘，鼻孔周围及唇红缘作环形切口。③平睑裂两端作横切口，内侧至正中线，外侧至耳前。④自正中切口下端起，沿下颌体下缘作横切口至下颌角，然后转向后上方至乳突尖。

（2）观察清理表情肌。

（3）于下颌缘与咬肌前缘相交处解剖出面动脉，追踪至口角外侧可见其发出上、下唇动脉，再由口角向上清理至内眦。

（4）沿已解剖出的颞浅动脉、静脉清理至腮腺上缘，并清理与之伴行的耳颞神经和面神经颞支，位置关系由前向后是面神经颞支，颞浅动脉、静脉，耳颞神经。

（5）在眶下缘中点下方 0.5cm 处，分开提上唇肌，寻找眶下血管和神经。

（6）于下颌前磨牙间的下方，分开降口角肌找出颏血管和颏神经。

（7）在腮腺前缘，在颧弓下约一横指处，找出腮腺导管，将其追至咬肌前缘，于导管上方找出面神经颧支，在导管下方找出面神经颊支，在下颌缘处（腮腺下端）找出面神经的下颌缘支。

（8）解剖出腮腺表面靠后缘的耳大神经，靠下缘的面神经颈支及下颌后静脉。

（9）保留已解剖出的结构，切开腮腺咬肌筋膜形成的腮腺囊（鞘）暴露腮腺，仔细清除腮腺表面的筋膜。

（10）面部解剖应观察的结构如下：面肌，面动脉及分支，面静脉，眶上神经，眶上动脉，眶下神经、眶下动脉，颏神经，面神经的颞支、颧支、颊支、下颌缘支、颈支，腮腺、腮腺导管、咬肌。

2. 颞区解剖

（1）在耳前的浅筋膜内寻找颞浅动脉和静脉、耳颞神经。在耳后的浅筋膜内寻找耳后动脉和静脉、耳大神经。

（2）在保留神经、血管后清除浅筋膜，观察其下的颞筋膜。

（3）将颞筋膜切除一部分，观察颞筋膜深方的颞肌。

（二）颅部解剖

1. 额顶枕区解剖

（1）作如下切口：尸体头部垫高，沿颅顶正中矢状切口向后至枕外隆凸；在头部两侧作冠状切口，上起颅顶中央，下抵耳廓上端。

（2）观察浅筋膜内结缔组织小梁，于额部找出前组神经和血管（滑车上动脉、神经、静脉，眶上动脉、静脉和神经）和后组神经和血管（枕动脉、静脉、枕大神经）。

（3）在保留神经和血管之后清除浅筋膜，体会这里的浅筋膜特点。

（4）观察帽状腱膜，从正中矢状切口上观察腱膜下疏松组织和颅骨外膜。

2. 颅内解剖

（1）自眉间至枕外隆凸以及在两侧耳廓之间纵行或冠状切开帽状腱膜；沿眶上缘上方 1.5cm 和枕外隆凸上方 1.5cm 平面锯开颅顶盖；沿正中线由后向前切开硬脑膜，移去脑。

（2）从矢状切面向颅内观察垂体的毗邻。

（3）在蝶鞍两侧，观察海绵窦境界及在此窦通行的神经和血管，将硬脑膜切开使海绵窦暴露，清除窦内血块，寻认动眼神经、眼神经、颈内动脉、展神经。

（4）颅后窝：观察枕骨大孔、斜坡、舌下神经管、内耳门、颈静脉孔、乙状窦、横窦、小脑幕。

3. 颅部应观察的结构　滑车上动脉、神经，眶上动脉、神经，枕动脉、枕大神经，帽状腱膜、腱膜下疏松组织、颅骨外膜、颞浅动脉、耳颞神经、耳后动脉、耳大神经、枕小神经、颞筋膜、颞肌、板障、垂体窝、鞍结节、鞍背、海绵窦、枕骨大孔、舌下神经管、内耳门、乙状窦、横窦、颈静脉孔，小脑幕。

（三）颈部解剖

1. 解剖颈部浅层结构

（1）尸体仰卧，在肩部或项下垫一物体，使头部尽量后仰，利于颈部操作，作如下切口：①沿颈前正中线自颏隆凸纵切至胸骨的颈静脉切迹；②自正中切口上端，沿下颌骨下缘向外切至颞骨乳突；③自正中切口下端，沿锁骨向外切至肩峰。

（2）于下颌骨下缘找出面神经颈支。

（3）从锁骨开始，将颈阔肌从颈筋膜浅层剥离，并向下颌下缘翻剥。

（4）在颈外侧，下颌角与锁骨中点连线上寻找清理颈外静脉。

（5）于颈中线两侧寻认并清理颈前静脉，此时注意清理颈浅淋巴结和位于静脉深面的颈横神经。

（6）在胸锁乳突肌后缘中点寻找颈丛皮神经（枕小、耳大、颈横、锁骨上神经，在清理时不要损伤副神经）。

（7）从矢状切面上观察颈筋膜层次，筋膜间隙及交通。

（8）颈部浅层应观察的结构：颈阔肌、面神经颈支、颈外静脉、颈前静脉、胸锁乳突肌、枕小神经、耳大神经、颈横神经、锁骨上神经、副神经、颈筋膜。

2. 解剖舌骨上区的深层结构

（1）保留已解剖出的神经血管，剥离胸锁乳突肌起点，翻向乳突，连于其上的副神经和血管不得剪断。追踪副神经至斜方肌。

（2）剥除舌骨与下颌骨下缘间的颈筋膜浅层，暴露舌骨上肌群，清理二腹肌、茎突舌骨肌、下颌舌骨肌。

（3）在颏下清理颏下淋巴结，在二腹肌与下颌骨下缘之间清理下颌下淋巴结及下颌下腺。在清理下颌下腺时，注意其深面有面动脉，其表面有面静脉、舌下神经。

（4）于下牙槽第3磨牙对应黏膜下找到舌神经，也可于舌骨舌肌的外面找到舌神经。

（5）于下颌下腺深面的上方找到下颌下神经节。

3. 解剖舌骨下区的深层结构

（1）剥除舌骨以下的颈筋膜浅层，暴露舌骨下肌群，分离观察各肌，并于各肌之外缘寻认支配它们的神经——颈袢，追踪清理颈袢。

（2）保留颈袢及分支，清除颈动脉鞘表面之颈深淋巴结。沿血管长轴将鞘的前壁轻轻切开暴露鞘内结构，但宜先从颈袢处起始，向上分离颈袢上根至舌下神经。分离颈袢下根至颈内静脉外侧。

（3）检查清理颈内静脉及其属支（面静脉，舌静脉，甲状腺上、中静脉）。

（4）清理颈总动脉，追踪至甲状软骨上缘处颈总动脉分为颈内、颈外动脉，分叉处颈内动脉膨大为颈动脉窦，在分叉的后方有一扁椭圆形小体叫颈动脉球。追踪颈外动脉至腮腺，可见其发出的甲状腺上动脉、舌动脉、面动脉、枕动脉、耳后动脉、胸锁乳突肌动脉、咽升动脉。

（5）清理颈内动脉。

（6）清理追查舌下神经。

（7）分别牵开颈总动脉和颈内静脉，清理追查迷走神经及分支向上追查迷走下神经节，在颈总动脉后方可找出心支，其下降至胸腔。于气管与食管间沟内找出喉返神经，在下神经节附近找出喉上神经并清理追踪至止点。

（8）从起点剥离向上翻起胸骨舌骨肌和胸骨甲状肌。观察此二肌后方的气管前筋膜，观察气管前筋膜包绕甲状腺形成的甲状腺鞘（假被膜），于侧叶前面切开假被膜观察甲状腺表面的真被膜（纤维囊），二层被膜之间连结疏松并见血管。

（9）观察甲状腺形态位置，毗邻。

（10）在甲状腺侧叶后面上、下部的结缔组织中寻找两对甲状旁腺（如绿豆大小，扁平棕黄色结构）。

4. 解剖颈动脉三角和胸锁乳突肌区的深层结构

（1）颈动脉三角由胸锁乳突肌上份前缘、肩胛舌骨肌上腹和二腹肌后腹围成。

（2）颈外侧深淋巴结群：沿颈动脉鞘周围排列，观察后摘除。

（3）沿血管长轴纵行切开颈动脉鞘前壁，确认颈总动脉、颈内静脉和迷走神经的位置关系。

（4）修洁颈总动脉，约平甲状软骨上缘处颈总动脉分为颈内动脉和颈外动脉。注意颈动脉窦。

（5）修洁颈外动脉的分支。

四、临床应用举例

1. 气管切开术　是指切开颈段气管，放入金属气管套管，气管切开术以解除喉源性呼吸困难、呼吸功能失常或下呼吸道分泌物潴留所致呼吸困难的一种常见手术。目前，气管切开有 4 种方法：气管切开术；经皮气管切开术；环甲膜切开术；微创气管切开术。临床医师均应掌握这一抢救技能。

2. 甲亢　是甲状腺功能亢进的简称，是由多种原因引起的甲状腺激素分泌过多所致的一组常见内分泌疾病。主要临床表现为多食、消瘦、畏热、多汗、心悸、激动等高代谢症状群，神经和血管兴奋增强，以及不同程度的甲状腺肿大和眼突、手颤、胫部血管杂音等为特征，严重的可出现甲亢危相、昏迷甚至危及生命。

五、实验作业

1. 描述面动脉的走行及分支。
2. 描述颈动脉鞘的构成、内容及毗邻关系。
3. 描述颈襻的组成、走行及分支。

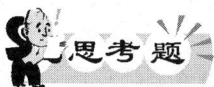

1. 面部的皮神经如何分布？
2. 眶上神经、眶下神经、颏神经分别源于哪些神经？
3. 颈外动脉的分支及分布。
4. 甲状腺手术时注意易损伤什么神经？

5. 左、右迷走神经发出喉返神经的位置及临床意义？

（宋兆华）

实验二十　胸腹部

一、实验目的

1. 掌握胸腹壁的体表标志及重要脏器的体表投影。
2. 掌握胸腹壁皮肤神经节段分布平面的定位。
3. 掌握胸膜与肺和胸壁的关系及胸膜顶、肋膈隐窝的形态、位置及毗邻。
4. 掌握肺门、肺根、肺段的概念及肺根结构的位置排列关系。
5. 掌握纵隔的范围、分部及左右侧面观纵隔器官的毗邻。
6. 掌握心脏的位置与毗邻，心包的组成及心包窦的位置。
7. 掌握食管、气管、胸导管、胸主动脉在胸腔的位置和毗邻。
8. 熟悉胸腹壁的层次结构特点，及肋间血管神经的行程、分支和分布。
9. 熟悉女性乳房的构造，淋巴回流及其与乳腺癌的关系。
10. 掌握腹腔、腹膜腔的概念。腹膜与腹壁、腹腔脏器的关系及其形成的重要结构。
11. 掌握腹股沟管的位置、构成、内容及临床意义。腹股沟三角的围成及临床意义。
12. 掌握肝的位置、毗邻、肝的韧带。肝外胆道的组成、胆总管的分段及各段的主要毗邻。
13. 掌握胃、脾、胰的形态、位置、毗邻、韧带及血供特点。
14. 掌握十二指肠的位置、形态结构、分部、毗邻，十二指肠悬韧带的位置及临床意义。
15. 掌握阑尾的体表定位，常见位置及血供特点。
16. 掌握空肠、回肠及结肠的位置、形态特点。
17. 掌握肾的位置、毗邻及临床意义。
18. 熟悉重要的腹膜间隙及其交通关系。熟悉腹膜后隙的位置、界限、主要脏器及对腹膜后手术的意义。
19. 熟悉肝门的概念，肝蒂的组成，重要结构的排列关系及临床意义。
20. 熟悉输尿管腹段的行程、狭窄部位及其与输尿管结石的关系。

二、实验材料

每组尸体一具、解剖器械一套。

三、实验步骤

（一）胸部

1. 尸位和皮肤切口　尸体仰卧，背部垫高，由于胸前外侧壁皮肤较薄，为避免损伤深层结构，切皮时应浅些。具体切口：①沿胸部前正中线，自胸骨柄上缘向下至剑突做一纵切口；②自纵切口上端向外侧沿锁骨切至肩峰；③自纵切口下端向外下沿肋弓下缘切至腋后线稍后方；④自纵切口下端向外上方切至乳晕，环绕乳晕（如为女尸则环绕乳房），继续向外上方切至腋前襞上部，在此折转沿臂内侧面向下切至臂上、中1/3交界处，然后折转向外侧，环切臂部皮肤至臂外侧缘。

2. 解剖胸壁

（1）翻开皮肤，沿皮肤切口，将上内、下外两片皮瓣分别翻向外侧，上内侧片翻至臂背侧，下外侧片连同腋窝皮肤一起尽可能翻至腋后襞稍后处，显露出此区的浅筋膜。

（2）除去浅筋膜，寻找皮神经。①沿胸骨外侧缘1～2cm处。切开浅筋膜，逐渐向外侧剥离并翻开，可见到肋间神经前皮支伴随胸廓内动脉穿支，穿出肋间隙前部。在女性，在第3～6肋间隙的穿支分布于乳房。②沿腋中线附近，胸大肌下缘稍后方，切开浅筋膜，并翻向前，可见到肋间神经外侧皮支穿出肋间隙外侧部，其中第2肋间神经的外侧皮支还发支走向外侧，经腋窝皮下至臂内侧部上份的皮肤，此即肋间臂神经。③除去所有的浅筋膜，显露胸前外侧壁的深筋膜。如为女尸，可将乳房从深筋膜表面剥下，保存待用。有关乳房结构，在胸部解剖时观察示教标本。

（3）找出头静脉。①沿三角肌胸大肌间沟切开深筋膜，找到头静脉末段，向近侧修洁至锁骨下窝处，细心剥离。可见此沟内还有胸肩峰动脉的三角肌支经过。并常见2～3个淋巴结沿头静脉末段排列。在锁骨下窝处不宜深剥，以免损伤此处的锁胸筋膜及其深面的结构。②将三角肌前部表面的深筋膜翻向外侧，修洁该肌前部，将三角肌起端前部切断翻向外后方。③将胸大肌表面的深筋膜翻向内侧，尽可能完全暴露胸大肌。④沿锁骨内侧半下缘切断胸大肌锁骨部，再沿胸骨外侧缘2～3cm处纵行切断并在腹直肌鞘上方呈弧形切断胸大肌胸肋部和腹部，将该肌翻向外侧。翻开时可见胸肩峰血管和胸外侧神经一起穿过胸小肌上缘的锁胸筋膜进入胸大肌深面。将胸大肌再向外翻，还可见到胸内侧神经的分支穿出胸小肌表面进入胸大肌。将胸大肌充分翻向外侧，至其抵止处。如果进入胸大肌的神经和血管妨碍翻开可予以切断，修洁和充分游离胸大肌抵止腱。

（4）解剖锁胸筋膜，切断胸小肌起始都，暴露腋腔。①解剖锁胸筋膜：在锁骨及其下方的锁骨下肌以下、胸小肌上缘以上、喙突内侧、胸大肌深面的深筋膜（深层），即为锁胸筋膜。细心剥离此筋膜，可见有胸肩峰血管、胸外侧神经和头静脉穿过，还可见到该筋膜与深面的腋鞘以及位于鞘深面的腋静脉紧密结合。保留穿过锁胸筋膜的各结构，除去该筋膜，显露腋鞘及其包被的腋血管和臂丛。②修洁胸小肌，并在胸小肌自第3～5肋起始端的稍上方切断该肌，将其翻向外上方。游离至其抵止的喙突处，打开腋腔前壁。翻开时可将进入该肌的胸内侧神经及其伴行血管充分游离，予以保留。③细心剥除腋腔底部的腋筋膜和疏松结缔组织，并注意观察埋藏于腋腔中央疏松结缔组织内的中央淋巴结，在可能条件下保留经过此处的肋间臂神经。

（5）修洁前锯肌的起始肌齿，分清与其相互交错的腹外斜肌的起始肌齿。

（6）将前锯肌的起点自肋骨上剥离下来并翻向外侧至腋中线，操作时应注意保护在前锯肌表面下降的胸长神经和胸外侧血管。再将腹外斜肌的起始肌齿钝性剥离下来，充分显露肋骨和肋间外肌。

（7）选择较宽的第 4~5 肋间隙，观察肋间外肌的纤维方向，可见其自后上方斜向下方，至肋间隙前部，肋软骨之间移行为肋间外膜，透过肋间外膜可见其深面的肋间内肌，然后在胸前外侧壁的中部，沿第 4~5 肋骨下缘用刀尖划开一小段肋间外肌，将肌整片向下翻转，观察肋间内肌，其纤维方向自后下方斜向前上方，适与肋间外肌的纤维方向交叉。

（8）以镊子轻拉已暴露的肋间神经外侧皮支，循其走向沿肋骨下缘用刀尖划开肋间内肌，在其深面追寻肋间神经，并观察位于肋间神经上方的肋间后动脉、肋间后静脉的本干。注意三者的排列关系。再沿肋间神经向前追踪，可见其终支为前皮支，在胸骨外侧穿过肋间内肌和肋间外膜，分布于胸前外侧壁内侧部的皮肤。于同一肋间隙内，沿下位肋骨上缘寻认肋间后动脉的侧副支，可见其与胸廓内动脉的肋间前支相吻合。

（9）观察乳房结构的示教标本。

3. 开胸

（1）沿腋前、后线之间，自上而下将第 1 至第 9 肋间隙的肋间肌逐一剔除，伸入手指尽可能的将贴附于胸前外侧壁内面的壁胸膜推开。

（2）将两侧胸锁关节离断，向外牵拉锁骨，或将锁骨中份锯断。

（3）使用肋骨剪沿腋前、后线之间，自上而下逐渐向前上方依次剪断第 2~10 肋骨。在前斜角肌附着处内侧剪断第 1 肋。查认在颈部操作时已切断的胸骨舌骨肌、胸骨甲状肌和胸锁乳突肌，用手指或刀柄伸入胸骨柄后方分离结缔组织，于第 1 肋间隙处寻找并切断两侧的胸廓内血管。用力从上方将胸前外侧壁掀起，边掀边用手钝性剥离壁胸膜，将胸前外侧壁翻向下方。

（4）在翻开的胸前外侧壁内面观察胸横肌。沿胸骨两侧循胸廓内血管的走行切开胸内筋膜和胸横肌。修洁胸廓内动脉本干及其伴行静脉，并追踪其至第 6 肋间隙高度分为肌膈动脉和腹壁上动脉两终支为止。

4. 探查胸膜腔

（1）探查胸膜顶，用手探查并体会脏胸膜和壁胸膜的肋胸膜、膈胸膜和纵隔胸膜。然后两手分别放在胸膜顶的上、下面，观察胸膜顶在颈部的体表投影。

（2）探查胸膜前界和下界，观察胸膜顶和左、右胸膜前界的位置用镊子小心分离两侧壁胸膜的前界，可见两侧壁胸膜前界均起自胸膜顶，经胸锁关节后方向内下方斜行至第 2 胸肋关节处。两侧靠拢并垂直向下。右侧在第 6 胸肋关节处转为下界。左侧在第 4 胸肋关节水平转向左下方，呈弓状沿胸骨左缘外侧约 2.5cm 处向下斜行，至第 6 肋软骨中点处移行为下界。在胸骨体下半左侧及左侧第 4、5 肋间隙前份的后方，心包表面无壁胸膜。直接与胸前壁相贴，称为心包裸区。

（3）探查肋膈隐窝和肺韧带，在第 2~6 肋高度之间将肋胸膜做工字形切口，打开胸膜腔。手伸入胸膜腔内向上、下方探查，以确认胸膜顶、肋膈隐窝（肋膈窦）和胸膜下界、肋纵隔隐窝（肋纵隔窦）和胸膜前界。肋膈隐窝是肋胸膜反折为膈胸膜所形成的间隙，用手指伸入此隐窝内，从剑突后方起，沿肋弓后方向两侧探查，直至脊柱两旁。肋纵隔隐窝是肋胸膜在胸骨后面向后反折成纵隔胸膜所形成的间隙，左侧大于右侧。将肺根下方的肺前缘掰向外侧，可见在肺根下方有由脏胸膜反折成纵隔胸膜所形成的一纵行双层胸膜皱襞，称为肺韧带。

5. 解剖肺脏

（1）取肺之前先观察肺的位置、体表投影及其与心包的关系。确认肺尖突入胸膜顶及其和锁骨的关系，探查肺底和膈及肝的位置关系。

（2）于平肺门处切断肺根和肺韧带后取出左、右肺。切断肺根时应尽量靠近肺门，防止损坏纵隔结构，但亦不要损伤肺组织。取出肺，放在瓷盘内，待后观察和解剖。

（3）先在纵隔两侧肺根的断端上观察肺根与周围结构的毗邻关系。在左肺根的前下方有心包，膈神经和心包膈血管经肺根前方下行，迷走神经在肺根后方下行。左喉返神经绕主动脉弓或动脉韧带的主动脉端上行。

（4）观察左、右肺的外形和分叶。肺呈圆锥形，有1底（膈面）1尖。肺分肋面和内侧面，并有前、后、下3缘。肺的前缘锐利，右肺前缘近于垂直，而左肺前缘有心切迹，肺的后缘圆钝；下缘是肋面与底交界处，也较锐利。左肺被斜裂分为上、下两叶，右肺被斜裂和水平裂分为上、中、下3叶。可将手伸入肺裂内体会脏胸膜折入肺裂的情况，并注意观察肺裂常不完整，因而肺叶不能完全分开。

（5）在肺内侧面的肺门处找出肺根内诸结构及其下方的肺韧带，观察和体会脏胸膜与纵隔胸膜的反折关系。

（6）用镊子钝性剥离并观察组成肺根各结构之间的毗邻关系。在肺根后方剖出主支气管，其管壁内有半环状的支气管软骨，有一定硬度，挤压肺时可见从管的断端冒出泡沫。主支气管在肺门处分为肺叶支气管（第2级支气管），右肺3支，左肺2支。如果离断肺根过于靠近肺门一侧时，便可剖出肺叶支气管的断端，肺叶支气管进入肺叶的部位即第2肺门。在主支气管前上方剖出的血管是肺动脉，但在右肺，肺动脉的上方有右肺上叶支气管，又叫动脉上支气管。在主支气管和肺动脉前下方剖出的血管为上肺静脉，在它们的后下方，靠近肺韧带处剖出的为下肺静脉，两者的管壁均比肺动脉略薄。在主支气管的后面和下方仔细寻找，可找到1~2支细小的支气管血管。此外，在肺门各管道的周围尚能找到数个黑色或灰褐色的支气管肺门淋巴结。在肺根的前、后用镊子可分离出吻合成丛状的神经细束，此即肺前、后丛，这些神经细束和结缔组织织较难区分。

（7）解剖肺段支气管，观察肺段。用钝头镊子沿着肺叶支气管剥出肺段支气管，用止血钳夹住该支气管，并在其远侧用刀切一小口，再用大号不带针头的注射器插入切口内，徐徐注入空气或水，可见部分肺叶表面膨隆，该部便是此肺段支气管所属的肺组织，总称肺段。观察1~2个肺段即可。解剖肺段支气管时，要注意观察进入肺段的肺动脉与支气管的伴行关系，肺段的静脉行于肺段之间，故肺段的静脉可作为肺段的分界标志。如有示教的解剖和铸型标本，可对照观察。

6. 解剖纵隔

（1）在上胸膜间区内钝性剥离胸膜和结缔组织，寻认胸腺或胸腺剩件。修洁左、右头臂静脉，可见其在右侧第 1 胸肋结合处汇合成上腔静脉，观察奇静脉弓跨越右肺根上方汇入上腔静脉的位置。查认头臂静脉的主要属支：椎静脉、胸廓内静脉、甲状腺下静脉、肋间最上静脉等。

（2）在上腔静脉左侧修洁升主动脉的心包外段，及自右前方弯向左后方的主动脉弓和其 3 大发支头臂干、左颈总动脉、左锁骨下动脉，追踪主脉弓至第 4 胸椎左侧移行为胸主动脉处。查看并修洁连于主动脉弓末段与左肺动脉起始处之间的动脉韧带，以及由左膈神经、左迷走神经和左肺动脉共同围成的动脉导管三角，动脉韧带即位于此三角内。

（3）仔细寻认经主动脉弓左前方下降的左膈神经和左迷走神经，注意此两神经在主动脉弓上方相互交叉的情况。左膈神经继续经左肺根前面，伴左心包膈血管贴心包左侧壁分布于膈。左迷走神经在左颈总动脉与左锁骨下动脉之间下降，在主动脉弓下缘处发出左喉返神经，该神经自动脉韧带左侧绕主动脉弓向上后方走行。左迷走神经本干经左肺根后方下行至食管胸部左前方，沿途分支参与组成左肺前、后丛和食管丛。

（4）修洁右膈神经和右迷走神经。右膈神经从右锁骨下动、静脉之间进入胸腔，沿右头臂静脉及上腔静脉外侧，向下经右肺根前方，伴右心包膈血管贴心包右侧壁下行至膈。

在右锁骨下动、静脉之间分离出右迷走神经，可见其向下贴在气管胸部的右侧，于右头臂静脉和上腔静脉的后内侧下行，并沿奇静脉内侧、经右肺根后方至食管胸部右后方，沿途分支参与形成右肺前丛、右肺后丛和食管丛。在右锁骨下动脉下方，找出由右迷走神经发出的右喉返神经，追踪该神经绕右锁骨下动脉下缘走向左后上方为止。

（5）在左头臂静脉汇入上腔静脉处将其结扎、切断，并翻向左上方，若做颈部时已将此静脉在起始处切断，则不宜再做此一步骤。将头臂干和左颈总动脉分别拉向外侧，向下追踪、修洁气管胸部，可见其在胸骨角平面分为左、右主支气管。在修洁气管胸部和主支气管时，可见气管胸部两侧，气管杈上、下方及主支气管周围有气管旁淋巴结和气管支气管淋巴结，观察后可将其剔除。

（6）分别沿左、右膈神经的前方，在心包前壁上各做一纵行切口。上端至大血管根部。下端至距膈约 2cm 处，再在两纵切口下端之间做一横切口，向上翻开心包前壁。观察心包腔。心包前壁与下壁之间的隐窝称心包前下窦。以左手示指经升主动脉与上腔静脉之间向左插入，手指可从肺动脉干和左心房之间露出，手指通过的间隙称为心包横窦。提起心尖，将心向上方翻起，将手指伸入心后面，探查位于左心房后方和左、右肺静脉根部之间与下腔静脉左侧和心包壁之间的间隙，此间隙称心包斜窦。于心包后壁开一小窗，验证其与食管胸部和迷走神经的毗邻关系。

（7）在纵隔左侧面，修洁胸主动脉及其发出的肋间后动脉。可见胸主动脉自第 4 胸椎下缘左侧走向右下，于第 9 胸椎前方经食管胸部后方与食管交叉，然后在第 12 胸椎高度穿膈的主动脉裂孔入腹腔，在脊柱左侧寻认副半奇静脉和半奇静脉，并观察其走行、相互吻合及注入奇静脉的位置。

（8）在纵隔右侧面的后方，将食管胸部下段推向左上方，于奇静脉和胸主动脉之间寻找管壁菲薄的胸导管下段。沿胸导管向上，查认其行程及毗邻关系。注意其在第4、5胸椎之间处自食管胸部后方从右侧斜向左侧，而后沿食管胸部左缘与左侧胸膜之间上行至颈根部。

（9）在脊柱右侧修洁奇静脉，查看其沿脊柱右前方上行，在平第4胸椎处折向前。形成奇静脉弓，跨越右肺根上方注入上腔静脉的情况。

（10）从上向下剥离食管胸部，检查食管与胸膜，气管、左主支气管、胸主动脉及心包的毗邻关系，并追踪至膈的食管裂孔处。观察自气管杈以下在食管胸部表面由迷走神经和交感神经形成的食管丛。

（11）进一步剔除脊柱两旁的结缔组织，剖出两侧胸交感干。观察胸交感干神经节及交通支与肋间神经相连的情况。寻认自第5～9胸交感干神经节发出的分支所组成的内脏大神经，第10～12胸交感干神经节分支组成的内脏小神经。

（12）观察，解剖心（可采用离体心进行观察）：①从根部横断升主动脉、肺动脉干及上、下腔静脉，切断4条肺静脉及与心相连的部分心包，取出心。剔除前、后室间沟和冠状沟内的脂肪组织，修洁左、右冠状动脉及其主要分支。右冠状动脉发自主动脉右窦，经右心耳与肺动脉干之间进入冠状沟，主干延伸至房室交点处，分为后室间支和左室后支两终支。主要分支有动脉圆锥支、右缘支、窦房结支、房室结支和室间隔支。左冠状动脉发自主动脉左窦，经左心耳与肺动脉干之间进入冠状沟，立即分为前室间支和旋支。自前室间支发出动脉圆锥支和室间隔支，并发支至左、右心室前壁，旋支发出左缘支和窦房结支。在冠状沟后部寻认冠状窦。②自右心耳尖处开始，沿右心房上缘切至上腔静脉下端处，再循冠状沟向右切至下腔静脉处，翻开右心房前壁。观察界嵴、梳状肌，上腔静脉口和下腔静脉口。于房间隔下1/3部可见卵圆窝。寻认位于下腔静脉口左前方的右房室口以及位于两者之间的冠状窦口。③自心右缘开始，沿冠状沟下方向左切至前室间沟右侧，转而沿前室间沟右侧向下切至心下缘处，向右翻开右心室前壁。观察动脉圆锥、室上嵴、肺动脉瓣、右房室瓣（三尖瓣）、乳头肌、腱索、肉柱等结构。④在左、右肺静脉之间做垂直切口，再沿冠状沟上方做横切口，将左心房后壁翻向上方显露左心房腔。观察肺静脉口、梳状肌和左房室口。⑤自心尖左侧开始，分别沿前、后室间沟左侧向上切至冠状沟，将左心室瓣开。观察左心室的内部结构：主动脉前庭、主动脉瓣、左房室瓣（二尖瓣）、乳头肌、腱索、肉柱等。

（二）腹部

1. 尸位与皮肤切口　尸体仰卧、皮肤切口如下：①从剑突向下绕脐两侧至耻骨联合纵行切开皮肤；②从纵切口下端沿腹股沟经髂前上棘，再循髂嵴至腋后线延长线处切开皮肤（此切口宜浅）。

2. 解剖浅筋膜

（1）翻皮　完成以上切口后，将两侧整块皮瓣向外侧剥离翻转，直至腋后线延长线处。显露浅筋膜。

（2）寻找并观察腹壁的浅血管　在下腹部浅筋膜的浅、深两层之间于髂前上棘与耻骨结节的连线中心下方1.5cm附近，找出起自股动脉的两条浅动脉；即沿连线下方行向外上方的是旋髂浅动脉，观察其行程和分布；垂直上行至脐平面附近的是腹壁浅动脉，观察其行程、分支和分布。这些浅动脉外侧 1~2cm 范围内，在浅筋膜浅层中找出同名的浅静脉。可不必追踪它们回流至大隐静脉处。如为静脉，内多有凝血块。在脐周看到的静脉为脐周静脉网，它向上汇合成胸腹壁静脉，向下与腹壁浅静脉连接，注入大隐静脉。

（3）辨认 Camper 筋膜和 Scarpa 筋膜　于髂前上棘平面作一水平切口，长约 10cm 或至前正中线，深度至腹外斜肌腱膜浅面为度，用刀柄钝性剥离，可看到浅层为富含脂肪组织的 Camper 筋膜，深层为富含弹性纤维的膜性组织，称 Scarpa 筋膜。

（4）找出肋间神经和肋间后血管的前皮支及外侧皮支　自剑突水平切开浅筋膜向后至腋后线处，于髂前上棘水平切口的内侧端至剑突（或前正中线）作一垂直切口，切断浅筋膜，将其全层向外侧翻转，当翻转腹直肌鞘前面的浅筋膜时，找出穿过腹直肌鞘浅出的一组肋间神经和肋间后血管的前皮支。在腋中线延线附近的浅筋膜内，找出下 5 对肋间神经、肋下神经和第 1 腰神经前支的外侧皮支和肋间后血管的外侧皮支，它们自上而下呈节段性排列。穿出腹外斜肌至浅筋膜而后分布到皮肤。找出几支即可。

验明以上结构后，切除全部浅筋膜，显露腹壁肌层（尽可能保留神经和血管的分支）。

3. 解剖肌层

（1）解剖腹直肌鞘及其内容　先从上向下修洁前正中线上的浅筋膜，显露（腹）白线。观察并对比（腹）白线在脐以上部分与脐以下部分的宽度，辨明（腹）白线两侧腹直肌鞘的范围，注意其外侧缘形成的弧形线即半月线。①解剖腹直肌鞘前层：修洁腹直肌鞘前层表面的浅筋膜，沿一侧腹直肌鞘前层的中线自上而下作纵行切口，自此切口的上下端再横行切开此鞘前层。并向两侧翻转。于剑突至脐之间腹直肌有 3~4 条腱划紧地与鞘的前层愈着，故翻转鞘瓣时遇到腱划，应用刀尖将它们锐性松解，并注意腱划在耻骨联合上方，注意鞘的前层分成两叶，包被锥状肌。②解剖腹直肌：翻开腹直肌鞘前层后，观察该肌起止情况和肌纤维走向后，用刀柄或手指游离腹直肌内、外侧缘。提起肌的内侧缘，可顺利地将肌拉向外侧，从而确认腹直肌的腱划和鞘的后层并无愈着，显露腹直肌后面的结构较为容易。③解剖腹壁上、下血管：在腹直肌的后面，找出自上而下走行的腹部上动脉及伴行静脉，在脐以下，弓状线附近，找出腹壁下血管进入腹直肌鞘处。注意这两条动脉是否有肌外吻合（如不易观察，可于平脐处横断腹直肌，向上、下翻起）。④观察腹直肌鞘后层将腹直肌拉向外侧（也可于一侧横行切断翻向上、下方），观察腹直肌鞘后层，可见其外侧与腹查肌鞘前层结合形成的半月线。于半月线内侧 1cm 附近找出穿过腹直肌鞘后层进入腹直肌外后缘的下 5 对肋间神经、肋下神经和肋间后血管，确定它们的位置与分布范围。在脐以下 4~5cm 附近，仔细辨认腹直肌鞘后层的游离下缘，此缘称弓状线（半环线），观察其形态，确认弓状线以下为增厚的腹横筋膜。

（2）解剖扁肌　①解剖腹外斜肌：修洁此肌的表面后，观察腹外斜肌的肌纤维自外上向内下方斜行，仔细辨认腹外斜肌肌腹移行为腱膜处的形态和位置，在髂前上棘与脐的连线以下是否还有肌腹。注意观察腹外斜肌腱膜在到达腹直肌外侧缘处参与形成腹直肌鞘前层并止于（腹）白线的情况。修洁腱膜下缘，确认附于髂前上棘与耻骨结节之间的腹股沟韧带。沿腋后线的延长线自肋弓下缘至髂嵴垂直切断腹外斜肌，自此切口的上下端再横行切断此肌至腹直肌外侧缘处，将肌瓣翻向内侧，显露腹内斜肌。②解剖腹内斜肌：沿腹内斜肌纤维的走向修洁其表面的筋膜后，观察腹内斜肌的肌纤维自外下向内上方斜行，至腹直肌外缘附近移行为腱膜，参与形成腹直肌鞘。在距腹外斜肌切口边缘的内侧 1～2cm 处切断腹内斜肌，边切边将肌束向前翻转。将肌瓣翻至腹直肌外缘处。在翻转过程中，注意其深面与腹横肌之间有肌纤维或肌束互相交错。并注意勿切断位于其深面的下 5 对肋间神经、肋下神经及肋间后血管，让它们贴附于腹横肌表面。③解剖腹横肌：沿该肌的肌纤维走向修洁此肌，同时修洁走行于其表面的下 5 对肋间神经、肋下神经和与其伴行的肋间后血管至腹直肌外侧缘附近，可见腹横肌的肌纤维自后向前横行，至腹直肌外侧缘附近移行为腱膜，参与形成腹直肌鞘后层。注意在外下方找出在髂前上棘附近上行的旋髂深血管的肌支。

4. 腹横筋膜、腹膜外筋膜（腹膜外脂肪）和壁腹膜暂不进行解剖。

5. 解剖腹股沟区和阴囊

（1）解剖腹股沟区　①解剖腹外斜肌腱膜：先修洁腱膜表面的筋膜，观察腱膜纤维走向。在髂前上棘与耻骨结节之间，寻认腹外斜肌腱膜下缘向后上反折增厚形成的腹股沟韧带。在耻骨嵴外上方，找出男性的精索或女性的子宫圆韧带穿出腹外斜肌腱膜处，即腹股沟管浅环所在。剥开精索外筋膜至腹股沟管浅环的边缘。观察浅环的形态，修洁浅环的内侧脚、外侧脚以及位于浅环外上方、连结于两脚之间的脚间纤维。从腹前外侧壁腹外斜肌的下横切口的内侧端开始，切开腹外斜肌腱膜至耻骨联合（腱膜较薄），注意勿损伤腹股沟管浅环的内侧脚。向下外翻开腹外斜肌腱膜，显露腹股沟管前壁的大部分，找出腹内斜肌及腹横肌下缘和精索或子宫圆韧带。分离并提起精索，以它为标志，辨认：腹股沟管即为精索（或子宫圆韧带）所占的部位；腹股沟管后壁即精索（或子宫圆韧带）后方的腹横筋膜与联合腱；精索（或子宫圆韧带）外侧端的前面有腹内斜肌起始部覆盖。②解剖腹内斜肌和腹横肌的下部：修洁腹内斜肌表面的筋膜，验明起自腹股沟韧带外侧 1/2（或 2/3）的腹内斜肌下部纤维，在精索上方找出其下缘的纤维与腹横肌下缘的纤维均呈弓状，超过精索（或子宫圆韧带）走向其内后方。提起精索（或子宫圆韧带），在腹股沟管后壁内侧份观察两肌纤维彼此融合形成腹股沟镰（联合腱），并绕至精索（或子宫圆韧带）后方，止于耻骨梳内侧份，成为加强腹股沟管后壁的一部分。修洁两肌下缘，观察其发出的部分纤维随精索下行，共同形成提睾肌。约在髂前上棘内侧 2.5cm 处，于腹内斜肌表面，找出髂腹下神经，并修洁至其穿出腹外斜肌腱膜处。在腹股沟管内，精索的前上方找出髂腹股沟神经，它随精索穿出腹股沟管浅环。③解剖腹横筋膜：沿附着点切开腹内斜肌起始部并向上翻起，用手指将精索游离后，提起精索，观察腹横筋膜。约在腹股沟韧带中点的上方一横指处，腹横筋膜包绕精索呈漏斗状向外突出，随精索下降形成精索内筋膜。此漏斗状突出的开口即腹股沟管深（腹）环。如切开此筋膜可找到输精管、睾丸血管穿过腹股沟管深环（不解剖深环的，不必进行此项解剖）。④观察腹股沟管的内容：翻开腹外斜肌腱膜后，在男性标本找出精索，在精索的前上方找到髂腹股沟神经。在女性标本找出子宫圆韧带，观察其出腹股沟管浅环后分散附着的部位。⑤观察腹股沟三角：在腹股沟管深环内侧，分开腹横筋膜至其深面，找出腹壁下血管。此时可看到由腹壁下血管，腹直肌外侧缘和腹股沟韧带内侧半围成的三角形区域,即腹股沟三角,此三角的内侧区正对腹股沟管浅环。⑥确认腹股沟管的前、后、上、下壁及深、浅环。

（2）解剖阴囊和精索　①解剖阴囊壁的皮肤及浅筋膜:在阴囊外侧,从腹股沟管浅环处开始到阴囊缝处,纵行切开阴囊的皮肤。浅剥皮肤时注意皮肤与浅筋膜紧密连结成为一层,分离非常困难。观察浅筋膜与腹壁 Scarpa 筋膜的延续关系,由于其内含有分散的平滑肌纤维,故又称为肉膜。在中线阴囊缝处,观察由肉膜延伸形成的阴囊中隔,以及它将阴囊分为左、右两腔的情况。向后观察阴囊肉膜与会阴部的浅会阴筋膜（Colles 筋膜）相延续的情况。②解剖睾丸和精索的被膜:从精索后面全长纵行切开提睾肌表面的精索外筋膜,细心剥此筋膜。修洁腹内斜肌和腹横肌下缘向下延伸的提睾肌,观察微红色的提睾肌纤维编织呈网状并成层。切开提睾肌,小心剥离并修洁其深面呈微白色的筋膜,为腹横筋膜包绕精索向下延伸而成的精索内筋膜（以上 3 层结构也可一并切开观察）。③切开精索内筋膜,找出一条位于精索后内侧、呈白色的肌性管道,即输精管。输精管上自腹股沟管深环浅出,下至附睾尾处,在其周围可找到伴行的睾丸动脉。在输精管前面可见到盘曲的静脉丛,称为蔓状静脉丛。④解剖睾丸鞘膜,翻开精索内筋膜后,检查白色的睾丸鞘膜,从前面或外侧纵行切开睾丸鞘膜壁层,观察紧紧贴附在睾丸表面的鞘膜脏层,用镊尖探明脏、壁两层间形成的鞘膜腔,并在睾丸后缘处观察脏、壁两层互相移行的情况。沿睾丸鞘膜向精索追踪,有时可找到由腹膜鞘突精索部闭锁形成的鞘突剩件（鞘韧带）。

6. 腹膜与结肠上区

（1）尸体切口　尸体仰卧。皮肤切口:①自剑突沿前正中线,一绕脐左侧直至耻骨联合,切开腹壁深达腹膜。在脐上方中线处先将壁腹膜切一个小口,用刀柄或手指探查,并推开大网膜及小肠等。然后用左手示指和中指伸入腹膜腔内,提起腹前外侧壁,将壁腹膜与内脏分开,再向上、下逐渐切开壁腹膜使之与腹壁切口等长。②平脐下缘处,作一水平切口,切开腹前外侧壁各层,向外侧至腋中线延长线附近,将切开的 4 个肌瓣连同壁腹膜翻开显露腹腔器官。如果上述方法显露不充分,也可沿胸前外侧壁左、右侧腋前、后线之间的切口,向下延长切开腹前外侧壁及壁腹膜,直到两侧髂嵴水平,再切断膈在胸前外侧壁内面的附着处,将胸廓前份（胸部操作时已切开）连同腹前外侧壁前份一起向下整片翻开。

（2）在解剖观察腹膜之前,观察腹腔器官在腹前外侧壁的投影　可按 3 部（上,中、下腹部）9 分法或 4 分法（左、右上腹区、左、右下腹区）。①观察腹上部:肝位于右季肋区、腹上区和左季肋区。将膈向上翻,可见肝的膈面借冠状韧带和镰状韧带连于膈。镰状韧带将肝分为左、右两叶,右叶较厚,左叶较薄,右叶占右季肋区及腹上区。左叶自腹上区达左季肋区。翻起肝右叶向上观察时。可见其脏面有胆囊附着,胆囊底突出肝的前缘。胃在肝的左下方,位于腹上区和左季肋区。辨认其右上缘为胃小弯,有小网膜附着;其左下缘为胃大弯,有大网膜附着;并可见其上端借贲门在肝左叶后缘处接食管腹部;下端借幽门在肝右叶下方接十二指肠上部。十二指肠大部和胰贴于腹后壁（因其位置深,可在以后观察）。脾位于左季肋区,借腹膜形成的胃脾韧带和脾肾韧带分别与胃和左肾相连,膈面邻接膈,脏面中央有脾门,邻接胰尾:其前上方邻接胃底,后下方贴靠左肾和左肾上腺（因位置深可暂不观察）,下方则与结肠左曲相邻。②观察中、下腹部首先可见大网膜从胃大弯和十二指肠起始部向下悬垂至骨盆入口处，覆盖在大、小肠的前面。提起大网膜的游离下缘，将大网膜翻向上方，可见其附于横结肠，并向上移行于横结肠系膜，然后接腹后壁的腹膜壁层。翻开大网膜后，可见空肠和回肠位于中、下腹部，肠壁表面光滑。空肠主要位于腹腔左上部，肠袢多横行走向，翻认肠袢可见其上端在第 2 腰椎体左侧借十二指肠空肠曲连接十二指肠。回肠主要位于腹腔右下部，小部分位于骨盆腔，肠袢多纵行走向，可见其末端在右髂窝处连于盲肠。翻动肠袢提起观察，可见空、回肠借腹膜形成的（小）肠系膜固定于腹后壁。结肠位于空、回肠的四周，结肠的肠壁表面有袋状突起，称结肠袋，还有 3 条平行的结肠带和位于带附近大小不等的肠脂垂。盲肠是大肠的起始部，一般位于右髂窝内，其后内侧壁有阑尾根部附着。盲肠向上续于升结肠，是大肠最短的一段。升结肠一般无系膜位于腹后壁右侧，上行达肝右叶下面，转向左前下方形成结肠右曲，并向左侧横行续于横结肠。横结肠在左季肋区脾的下方折转形成结肠左曲，并向下与降结肠相续。提起横结肠，可见其有系膜附于腹后壁。降结肠无系膜，于腹后壁左侧下行，在左髂嵴处续于乙状结肠。乙状结于左髂嵴处，下行跨过骨盆上口进入骨盆腔，在第 3 骶椎平面续于直肠。乙状结肠有系膜固定于骨盆壁。③观察骨盆腔：直肠位于骨盆腔后壁的骶骨前方，向下通过肛管终于肛门。轻轻提起乙状结肠及其系膜的远端，可见直肠上 1/3 段的前面及两侧有腹膜覆盖，中 1/3 段仅前面有腹膜覆盖。男性直肠前方邻接膀胱和前列腺。膀胱前方邻接耻骨联合。膀胱底后外侧角处有输尿管穿入。输尿管内上方则有输精管末端跨过。腹膜在男性直肠与膀胱之间形成直肠膀胱陷凹。女性直肠与膀胱之间有子宫和阴道上段。子宫底两侧接输卵管，输卵管末端与卵巢接触。自小骨盆上缘上连至卵巢的输卵管端的腹膜皱襞，称卵巢悬韧带。腹膜自子宫前后面及侧缘向两侧延伸至骨盆腔侧壁，形成双层腹膜皱襞，称子宫阔韧带。腹膜在直肠与子宫之间，形成直肠子宫陷凹，在子宫与膀胱之间，形成膀胱子宫陷凹。

（3）解剖观察腹膜和腹膜腔 ①观察网膜、网膜孔及网膜囊：完成上述观察后，将脏器和大网膜放回原位。网膜是连于胃大、小弯的腹膜，包括大网膜和小网膜。大网膜连于胃大弯和十二指肠起始部与横结肠之间，形似围裙覆于横结肠与空、回肠的前方。大网膜大部由 4 层腹膜折叠而成，但胃大弯与横结肠之间的部分仅两层，由于其下部与结肠愈着，故称胃结肠韧带。将肝推向上方，用右手触摸连于肝门与胃小弯、十二指肠上部之间的双层腹膜，即小网膜。小网膜连于肝门与胃小弯间的左侧部分，称肝胃韧带，连于肝门右端与十二指肠上部间的右侧部分，称肝十二指肠韧带。肝十二指肠韧带的后方有网膜孔，用左手示指沿肝十二指肠韧带后方向左可伸入网膜孔内，并探查孔的境界。其上界是肝尾状叶，下界是十二指肠上部，后界是下腔静脉及其前面的壁腹膜，前界是肝十二指肠韧带。肝十二指肠韧带内有胆总管、肝固有动脉和肝门静脉等 3 个重要结构通过。胆总管紧靠韧带右缘，肝固有动脉位于胆总管的左侧，肝门静脉则位于两者的后方。沿胃大弯下方 1~2cm 处将胃结肠韧带切开一小口，注意勿损伤沿胃大弯走行的胃网膜左、右动脉。将右手手指伸入网膜囊内，扩大切口，直至右手能伸入网膜囊内为止。手在囊内向各方触摸网膜囊的前、后、上、下壁，以及左侧界、右侧界（见主要内容）。同时将左手示指伸入肝十二指肠韧带后方的网膜孔内，使左、右两手的手指相会合。②观察系膜：提起小肠和（小）肠系膜，观察（小）

肠系膜根的走向，可见它从第 2 腰椎左侧，斜向右下方至右骶髂关节的前方。提起横结肠，可观察到横结肠系膜内的中结肠动脉。在左髂窝内提起乙状结肠，可见乙状结肠系膜根附于左髂窝和骨盆左后壁，在右髂窝处先找到盲肠，阑尾根部附于盲肠后内侧壁，远端游离，阑尾全部为腹膜包被。提起阑尾，可见三角形的阑尾系膜，在系膜游离缘处观察阑尾血管等。③观察韧带和膈下间隙：将膈向上翻，用手触摸附于肝膈面纵向走行的镰状韧带及位于其游离缘内的肝圆韧带，以及呈横向走行的冠状韧带和左、右三角韧带。在肝下方可见小网膜。将胃牵拉向右侧，可用手触摸连于胃底与脾门之间的胃脾韧带，于脾门与左肾前面之间可摸到脾肾韧带。提起横结肠并向上翻。可见位于空肠起点左侧与横结肠系膜根之间的由腹膜形成的皱襞，称为十二指肠悬韧带，其内包有十二指肠悬肌。将膈再向上翻，用右手伸入位于镰状韧带与右冠状韧带之间的间隙内，此间隙称为右肝上间隙。再将手伸入镰状韧带左侧，位于左冠状韧带与镰状韧带之间的间隙称为左肝上间隙。将肝向上翻，触摸位于小网膜右侧。肝右叶下方的右肝下间隙（肝肾隐窝）以及位于小网膜前方的左肝下前间隙和位于小网膜后方的左肝下后间隙，膈下腹膜外间隙存在于肝裸区与膈之间。可用离体肝观察或由老师示教。④观察肠系膜窦、结肠旁沟和腹膜隐窝：将空、回肠及其系膜推向左侧，可见（小）肠系膜根、升结肠与横结肠及其系膜右半部之间共同围成的呈三角形的右肠系膜窦。将小肠全部推向右侧，可见（小）肠系膜根、横结肠及其系膜的左半部、降结肠与乙状结肠及其系膜之间共同围成的左肠系膜窦，此窦顺乙状结肠系膜根通向骨盆腔。用手指沿升结肠右侧的沟上、下滑动，可见此沟向上通右肝下间隙，向下经右髂窝达骨盆腔，此沟即右结肠旁沟。再用手指沿降结肠左侧的沟上、下滑动，可摸到此沟向上被膈结肠韧带阻挡，故向上不能直接与结肠上区的间隙相通，向下则可经左髂窝与骨盆腔相通，此沟即左结肠旁沟。将横结肠重新向上翻起，找到十二指肠空肠曲，在十二指肠空肠曲和腹主动脉左侧的腹膜皱襞间，可见十二指肠上、下隐窝。在盲肠后方可见盲肠后隐窝。在乙状结肠系膜根部左侧与腹后壁腹膜之间的隐窝，称乙状结肠间隐窝。⑤观察腹前外侧壁的壁腹膜：在前面解剖中已将腹前外侧壁前份整体翻开。可见腹膜壁层为腹前外侧壁的最内层，向上延续于膈下的腹膜，向下越过腹股沟韧带下 1cm 处延续于小骨盆的腹膜。在脐平面以下，腹前外侧壁的腹膜形成 5 条皱襞和 3 对浅窝。

（4）结肠上区　①观察肝并结合离体肝标本示教肝脏面的左、右纵沟和横沟。右纵沟前半部的胆囊窝内有胆囊，后半部的腔静脉沟内有下腔静脉，左纵沟的前半部（肝圆韧带裂）内有肝圆韧带（脐静脉索），后半部（静脉韧带裂）内有静脉韧带（静脉导管索）。两纵沟之间的横沟称第 1 肝门，并在第 1 肝门处确认肝固有动脉的左、右支（肝左、右动脉），肝左、右管。肝门静脉左、右支的排列关系；在第 2 肝门处有肝左、中、右静脉汇入下腔静脉；在第 3 肝门处观察副肝右静脉，尾状叶小静脉（总称肝短静脉）汇入下腔静脉的情况。②解剖胃的动脉、静脉、神经和淋巴结：尽量将肝前缘向上翻起，以显露胃小弯侧的小网膜，显露小网膜如有困难。可于肝膈面切断镰状韧带、冠状韧带、三角韧带，同时平腔静脉孔切断下腔静脉，再将肝向上掀起。如解剖尸体中遇肿大肝，必要时可在教师指导下，将肝左叶作部分切除。沿胃小弯中份剖开小网膜，找到胃左动脉及与其伴行的胃左静脉（胃冠状静脉），沿胃小弯向左上方修洁这两条血管至贲门处，并观察至食管的分支，注意沿胃左动脉的行程分布的胃左淋巴结。在胃小弯右侧解剖出胃右动、静脉，分别追踪之，可见动脉发自肝总动脉或肝固有动脉，静脉注入肝门静脉，注意沿胃右血管分布的胃右淋巴结。观察胃左、右动脉的吻合情况。③进一步剖开小网膜，尽量将胃向下拉，从贲门处继续解剖胃左动脉至网膜囊后壁。并追寻至其起自腹腔干为止，细心修洁胃左静脉，可见此静脉经腹腔干前方，行向右下注入肝门静脉。④在胃大弯的下方，仔细解剖并修洁胃网左、右动脉及其吻合支，可见此二动脉不与胃大弯紧贴，并有两种分支，即上行分布于胃前、后壁的胃支和下行分布于大网膜的网膜支。向右侧修洁胃网膜右动脉，直到幽门下方，追寻其发自胃十二指肠动脉的起端，修洁血管时应沿其下方排列的胃网膜左、右淋巴结。向左修洁胃网膜左动脉至脾门处，可见它起自脾动脉。再修洁由脾动脉或其脾支发出的胃短动脉，此动脉向上经胃脾韧带分布于胃底。胃网膜左静脉注入脾静脉，胃网膜右静脉注入肠系膜上静脉。⑤将胃小弯拉向前下方，在食管下端，贲门前、后方的浆膜下，分离出迷走神经的前、后干及其分支。

（5）解剖肝总动脉及其分支和脾的血管 将胃向上翻，暴露网膜囊后壁，沿剖出的胃左动脉找到腹腔干。沿胰头上缘找出向右前方行的肝总动脉，可见肝总动脉至十二指肠上部的上方分为上、下两支。解剖出行于十二指肠上部后方的胃十二指肠动脉和行于肝十二指肠韧带内的肝固有动脉。肝固有动脉沿肝门静脉的前方、胆总管的左侧走向肝门，修洁它在肝门处的左、右分支，可见它们经肝门入肝。修洁胃十二指肠动脉，可见其向下至幽门下缘处分为2支，一支较粗经幽门下方沿胃大弯的大网膜前2层之间走向左侧，即胃网膜右动脉，该动脉与发自脾动脉的胃网膜左动脉相吻合；另一支向下走行于胰头和十二指肠降部之间的沟内，为胰十二指肠上动脉。

修洁从腹腔干发起向左走行的脾动脉，可见此动脉循胰上缘向左行。如脾动脉位置过深不易操作时，可将胰上缘稍翻向前下，再行修洁。修洁脾动脉时，一并修洁向下发出的胰支（1~2支即可），最后向左追查此动脉至脾门附近，可见脾动脉发出若干条终末支入脾门。

（6）解剖胆囊、胆总管及肝管 从肝的胆囊窝中将囊稍加分离，分别辨认胆囊的底、体、颈。可见胆囊颈在肝门处急转向左上连于胆囊管，胆囊管则以锐角与肝总管汇合成胆总管。在此处验证胆囊三角由胆囊管、肝总管和肝右叶下面组成。在胆囊三角内寻找胆囊动脉，并追踪它的起点是否是肝右动脉。胆囊动脉变异很多，但在胆囊三角内行程比较恒定。向下修洁胆总管，可见胆总管沿肝固有动脉的右侧、肝门静脉的前方，在肝十二指肠韧带内沿右缘下行。再沿胆总管起始部向肝门方向逐一修洁肝总管及肝左、右管。

（7）修洁肝门静脉，观察其组成 将胰头和胰体向下翻转，修洁脾静脉，修洁时注意勿损伤从下向上注入脾静脉的肠系膜下静脉。继续向右修洁脾静脉，直到胰后方与肠膜上静脉汇合成肝门静脉处为止。然后向上修洁位于肝十二指肠韧带内的肝门静脉至肝门处，并追踪它的左、右支。同时验证胃左静脉汇入肝门静脉的情况。

（8）观察并解剖胰和十二指肠 观察胰分为头、颈、体、尾4部。被十二指肠包绕的是胰头，胰尾较细与脾接触。胰头与尾之间为颈、体部。细心剖开胰体前面的一部分胰组织，寻找一条与胰长轴平行的白色细管，即为胰管，它在十二指肠降部后内侧壁内与胆总管汇合，形成肝胰壶腹，开口于十二指肠大乳头。

辨认十二指肠的上、降、水平和升4部：十二指肠全长形似马蹄铁状，可见其上部起自幽门，位于肝下方，向右后上行至胆囊颈处，急转向下移行为降部。降部沿脊柱右侧至第3腰椎水平，又急转向左移行为水平部。水平部自右向左横过下腔静脉和脊柱等续为升部。升部上升至第2腰椎左侧移行为十二指肠空肠曲，连续空肠。将横结肠向上翻起，仔细触摸并观察十二指肠悬韧带。切开十二指肠降部的前壁观察十二指肠内部结构，可见其内除有很多环状襞外，尚有一条纵襞，纵襞下端形成一突起，称十二指肠大乳头，是肝胰壶腹的开口处。

（9）观察脾并解剖出入脾门的结构 用右手伸入脾的上、下方确认脾的前、后两端，上、下两缘，脏面（内侧面）和膈面（外侧面）。可见上缘有2、3个切迹；脏面与胃、左肾、胰尾、结肠左曲相邻，中央部为脾门。修洁出入脾门的结构。如脾动、静脉和神经等。同时仔细检查大网膜、脾蒂等处有无副脾。

7. 结肠下区

（1）辨认肠管及系膜结构 首先提起大网膜并将其与横结肠一道向上翻，再将小肠绊推向右侧，在横结肠系膜根部下方的脊柱左侧（相当于第2腰椎水平），重新找到十二指肠空肠曲，此即空肠起点处。由此向下直达回肠末端，依次观察空、回肠的位置和形态，小肠系膜根的起止及其附于腹后壁和附于小肠两部分的不同长度，宽度、形态等。然后将空、回肠翻向左下方，平展（小）肠系膜，可见肠系膜根自十二指肠空肠曲斜向右下，直到右髂窝的回盲部，从上向下依次提起空、回肠，仔细观察走行于（小）肠系膜两层之间的肠动脉分支吻合成一系列动脉弓，以及从动脉弓发出的直动脉分布于肠壁的情况。

（2）解剖肠系膜上动、静脉 ①沿（小）肠系膜根右侧小心切开（小）肠系膜的右层，在切开处把腹膜向下成整片揭向小肠，于（小）肠系膜根右缘处切断剥下（保留小肠系膜左层），以暴露肠系膜上动脉和静脉的各级属支（动脉在静脉的左侧）。从空肠上端开始，边清理、修洁血管边观察，直到回肠末端。可见从肠系膜上动脉的左侧发出12~18条空回肠动脉，营养空、回肠，这些肠动脉在分布于小肠之前，均形成动脉弓，从上向下大致为1~4或5级弓（弓的级数可作小肠分段的参考）。②再将横结肠连同其系膜向上翻。剥去其系膜的后层以及（小）肠系膜根至升结肠和回盲部之间的壁腹膜，修洁并观察由肠系膜上动脉右侧发出的分支，即从上向下依次追踪中结肠动脉及其分支至结肠左、右曲附近，右结肠动脉至升结肠始端和结肠右曲；回结肠动脉至回盲部、阑尾和升结肠起始部等。仔细追踪观察阑尾动脉的起始和走行于阑尾系膜内的情况，以及各动脉之间的吻合情况，同时一并清理上述3支动脉的伴行静脉网。③从十二指肠水平部的上缘，找寻胰十二指肠下前、下后动脉，并追踪至肠系膜上动脉。

（3）解剖肠系膜下、动静脉 ①在十二指肠空肠曲的左侧，可找到一个纵行的腹膜皱襞，切开此皱襞即可暴露肠系膜下静脉。向上追踪该静脉可见其汇入脾静脉（但有时汇入肠系膜上静脉或脾静脉与肠系膜上静脉的夹角处）。向下追踪，可见该静脉引流降结肠、乙状结肠和直肠上部的静脉血。②沿肠系膜下静脉处的腹膜切口，分别往左右两侧剥离系膜根与降结肠之间的腹膜。切勿损伤腹膜外各结构。③在肠系膜下静脉右侧，找出左结肠动脉，循该动脉往下，追踪肠系膜下动脉本干至十二指肠水平部的后方，可见其起源于腹主动脉（多平第3腰椎）。注意在它附近有许多淋巴结，此即腹主动脉淋巴结。解剖出左结肠动脉、乙状结肠动脉和直肠上动脉分别至降结肠、乙状结肠及直肠上部。④将肠系膜下动脉推向左侧，并将十二指肠水平部往上推开，小心清除动脉根部的淋巴结、结缔组织。可看到由神经围绕的粗大的腹主动脉。向下追踪时可见腹主动脉平第4腰椎处分为左、右髂总动脉。而神经丛则向下延至盆部形成腹下丛。在左、右髂总动脉之间可见下腔静脉的起始部及左髂总静脉位于同名动脉的内侧。⑤清除右髂总动脉右侧的结缔组织后，可见右髂总静脉，与左髂总静脉在第5腰椎的右前方汇合成下腔静脉。清除腹主动脉右侧的结缔组织，即可见粗大的下腔静脉。⑥在修洁肠系膜上、下动脉的各级分支时，可见其周围有许多淋巴结，计有沿空、回肠血管排列的肠系膜淋巴结，沿右结肠和中结肠血管排列的右结肠和中结肠淋巴结，沿左结肠和乙状结肠血管排列的左结肠淋巴结和乙状结肠淋巴结，肠系膜上、下动脉根部清理时最好只用刀尖的背拨开寻找，以防损坏。⑦辨认阑尾及系膜，寻找阑尾，体会其三角形的阑尾系膜及阑尾位置，在阑尾系膜内解剖阑尾动脉。

8. 腹膜后隙

（1）一般观察　清除腹后壁残存的腹膜，观察腹膜后隙的境界、交通、内容及各结构间的排列关系。

（2）解剖腹后壁的血管和淋巴结　①翻开腹膜即可见覆盖在肾前方的结缔组织膜——肾前筋膜。用镊子提起肾前筋膜，在两肾前面作一纵行切口，自肾上端至下端。然后用刀柄插入切口内侧深面，轻轻拨动，使肾前筋膜与深面组织分离，直至左右两侧连接处为止。腹主动脉和下腔静脉为肾前筋膜所遮盖。②剥去中线附近的肾前筋膜，显露腹主动脉和下腔静脉。此两血管周围结构较多，故稍剥出其轮廓即可，不必过细清理。复习和观察腹主动脉发出的单一脏支，再解剖其成对的脏支和壁支。③将肠系膜翻向右上方，在肠系膜上动脉根部下方，平第2腰椎高度寻找肾动脉，追至肾门处。注意观察其发出的肾上腺下动脉和肾动、静脉的位置关系，及有无动脉支不经肾门直接穿入肾实质。④在腰大肌前面寻找一蓝色条纹睾丸（卵巢）静脉，沿其走向纵行切开肾前筋膜，分离出与之伴行的睾丸（卵巢）动脉。向上追查动脉的发出处及静脉的注入处，向下追至腹股沟管深环，如为女性则追至入小骨盆上口为止。⑤在膈的后部，食管和腔静脉孔两旁，寻找蓝色的膈下静脉及与之伴行的膈下动脉，追查至其起点处，并清理其至膈和肾上腺的分支（肾上腺上动脉）。⑥在下腔静脉和腹主动脉周围，寻找腰淋巴结，为大小不等的椭圆形结构。清理上部3~4个腰淋巴结，并分离若干条比较粗大的输出管，追至其转到腹主动脉后方处，并于腹腔干和肠系膜上、下动脉根部周围清理各同名淋巴结。上述淋巴结周围有许多神经纤维，注意勿切断，留待以后观察。⑦将乙状结肠及其系膜翻起，可见腹主动脉的两终支——左右髂总动脉，观察并清理血管周围的淋巴结和神经纤维。在髂总动脉的夹角内，可见一些线样的神经纤维自腹主动脉两侧汇合，并越过骶骨岬入小骨盆，这些神经即上腹下丛。将神经丛提起并推向一侧，在主动脉分叉处寻找骶正中动脉。⑧在骶髂关节前方，寻找髂内、外动脉及其伴行静脉和周围的淋巴结。拨开髂外动脉末端的结缔组织，寻找其分支——腹壁下动脉和旋髂深动脉。髂内动脉及其周围的结构留待盆腔解剖。

（3）解剖肾及其周围结构 ①找出已切开的肾前筋膜切口，自切口向上延切至肾上腺稍上方，注意勿损伤其深面的结构。手伸入肾前筋膜深面，使之与其后面的结构分离，再插入刀柄向上、下、外侧探查，了解肾前、后筋膜的愈着关系。探查肾筋膜向上及两侧的延续关系。观察肾筋膜深面的肾脂肪囊。②将肾筋膜和脂肪囊清除，即可暴露肾，按顺序观察其形态、位置和毗邻。在观察肾浅面的毗邻时，应将胃、十二指肠、胰、脾和肝恢复原位。③平右肾下端切断右输尿管和肾蒂各结构，取出右肾。在肾表面切一小口，剥离一小块肾纤维囊，观察其与肾实质的愈着情况。用手术刀经肾门将肾沿额状面切成前大、后小的两半，观察肾窦内结构及肾的内部结构。④继续清除肾上端，翻起肾前筋膜及其深面的脂肪组织，暴露肾上腺。注意观察左、右肾上腺在形态及毗邻方面的不同。清理发自腹主动脉的肾上腺中动脉，于肾上腺前面找出肾上腺静脉，沿此追踪至其注入下腔静脉和左肾静脉处。将右肾上腺取出，切成连续断面，观察其皮质和髓质。⑤清理左肾蒂，观察肾动脉、肾静脉与肾盂三者的排列关系。肾盂向下延续为输尿管，自上而下剥离输尿管，至小骨盆上口为止，观察其前、后毗邻。

（4）探察膈 剥离膈下面的腹膜及膈下筋膜，在第2和第3腰椎前方寻找左、右膈脚。探查膈的起点及胸肋三角和腰肋三角，此两三角为膈的薄弱区。寻找腔静脉孔、食管裂孔及主动脉裂孔。

（5）剖查腹腔神经丛、腰交感干和腰淋巴干 ①在腹腔干根部两旁，小心清除疏松结缔组织，可见一对形状不规则、比较坚硬的结构，为腹腔神经节。右腹腔神经节常被下腔静脉所掩盖，推开清理之。清理时，应注意神经节的位置、形态和纤维联系。在胃左动脉旁，找出原在胃后壁处已分离出的迷走神经后干及其发出的腹腔支和胃后支。在胸后壁脊柱旁，用镊子提起内脏大神经，并向上轻轻牵拉，观察腹腔神经节是否随之活动；以同样方式，牵拉内脏小神经，以便找到主动脉肾神经节。②进一步清理腹腔丛，其分支伴随腹主动脉的分支而分布。③在脊柱与腰大肌之间找到腰交感干，探查其上、下的延续。左腰交感干与腹主动脉左缘相邻，其下端位于左髂总静脉的后面。右腰交感干的前面常为下腔静脉所覆盖，其下端位于右髂总静脉的后方。④将腹主动脉翻向左侧，在腹主动脉上部两侧腰淋巴结中寻找出以前解剖出的较大淋巴管，沿淋巴管向上追查，它们在腹主动脉后方合成较大的淋巴干，即左、右腰干。在第1腰椎水平，左、右腰干合成囊状的乳糜池，向上追踪至主动脉裂孔处，找到与之相连的胸导管。然后，在腹腔干和肠系膜上动脉根部周围的淋巴结中，寻找较粗大的淋巴管，并沿此追向深部至其汇成较大的淋巴干，即肠干，并追至其注入乳糜池处。

四、临床应用举例

1. 胸腔穿刺 胸腔穿刺的注意点：因为肋间血管破裂是血胸的主要原因之一，所以根据血管（主要是肋间后动脉）的位置关系，做胸膜腔穿刺时，在肋骨下缘最易伤及血管；在肋角外侧和前胸部做穿刺时，均应在肋间隙的中部刺入，以免伤及肋间后动脉的上、下支，如肋间隙小，宁可沿肋骨上缘刺入，因该动脉较小，不致有大出血。

2. 心包穿刺 心包穿刺时应避免损伤胸膜，胸廓内血管（距胸骨外侧缘约1～2cm）和心脏。为此，有两个常用穿刺部位：①胸骨旁心包穿刺法，穿刺点在第4肋间隙，紧靠胸骨左缘进针，经无胸膜覆盖的心包裸区刺入心包腔。②剑突下心包穿刺法，穿刺点在胸骨剑突与做第 7 肋软骨夹角处（左剑肋角）。穿刺针与腹壁呈 45°角，向后上方，经膈刺入心包腔后部，这样可避免刺伤胸膜和胸廓内血管，如果进针不太深，也不会损伤心脏。一般情况下，此法较前法安全。

3. 腹腔穿刺　用穿刺针经腹壁刺入腹膜腔的穿刺技术。常用于检查积液的性质以协助明确病因，或进行腹腔内给药。当有大量腹水引起呼吸困难或腹部胀痛时，亦可穿刺放液以减轻症状。内科常用穿刺部位为脐与左髂前上棘连线中外 1/3 交点。

五、实验作业

1. 肋间血管神经在肋间隙的走行有何特点，肋间后动静脉和神经排列关系如何？
2. 乳腺的血液供应，淋巴回流如何？
3. 心脏的主要毗邻结构？
4. 肝外胆道如何组成？胆总管的行程、分段及各段的毗邻关系如何？

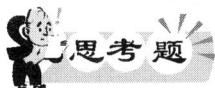

思考题

1. 根据心脏位置，心腔内注射应于何处进针？
2. 乳腺脓肿切开引流的原则是什么？
3. 某患者，因右上腹阵发性绞痛，急诊入院，入院后经查怀疑为胆石症，需作胆总管探查取石术，在麻醉下打开腹膜腔，请问：①进入腹膜腔，如何找胆总管？它位于何处？②操作时要防止损伤那些重要结构？③胆结石比较容易嵌于胆道系统的那些部位？
4. 阑尾的体表投影如何？化脓性阑尾炎穿孔时，脓液可能流向何处，应采取什么措施？作阑尾切除术时，应如何寻找阑尾？

（王丰刚）

实验二十一　盆会阴部

一、实验目标

1. 掌握会阴的概念、境界与区分。
2. 掌握坐骨直肠窝的围成、内容。
3. 掌握肛管内的分区、黏膜结构特点，肛门外括约肌、肛管直肠环的位置、组成及功能。
4. 熟悉尿生殖三角的层次结构。

5. 熟悉盆膈、尿生殖膈的组成及其关系，理解其生理意义。

6. 熟悉阴茎的构造，血管神经走行和分布。

7. 熟悉阴囊层次和精索被膜及其与腹前壁层次的连属情况。

8. 掌握盆腔脏器的位置、毗邻。

9. 熟悉盆腹膜腔的构成、性质及其内的主要结构。

10. 熟悉盆腔重要血管神经的行程和分布。

二、实验材料

每组尸体一具、解剖器械一套。

三、实验步骤

（一）盆部

1. 观察盆腔脏器和腹膜 观察盆腔脏器的排列及其相互关系，观察盆腔的腹膜及其形成的陷凹、腹膜和系膜。

2. 追查输尿管、输精管或子宫圆韧带

（1）剖查输尿管 在左髂总动脉下段和右髂外动脉起始部的前方，找到左、右输尿管，向下追踪至膀胱底。在女尸，追至子宫颈外侧时，注意勿损伤其前上方跨过的子宫动脉。

（2）剖查输精管或子宫圆韧带 在腹股沟管深环处，找到输精管（男尸）或子宫圆韧带（女尸），向后追踪至膀胱底或至子宫角。

3. 探查盆筋膜间隙

（1）证实耻骨后隙 将膀胱尖提起并拉向后，用手指或刀柄插入膀胱与耻骨联合之间，体会两者之间有大量的疏松脂肪结缔组织，此即潜在的耻骨后隙。

（2）证实直肠后隙 用手指或刀柄伸入直肠与骶前筋膜之间，钝性向前分离直肠，查证两者之间有疏松结缔组织，此即潜在的直肠后隙。

4. 解剖观察盆部血管、神经和淋巴结

（1）解剖髂总和髂外血管 自腹主动脉分叉处起，向下沿血管走行修洁髂总和髂外血管至腹股沟管深环内侧，保留跨越髂外血管前面的输尿管、输精管或子宫圆韧带和卵巢血管。找到沿髂总和髂外血管排列的淋巴结可除去。

（2）解剖生殖腺血管 在髂外血管外侧找到睾丸血管，修洁它们直至深环。在女尸于卵巢悬韧带的深面，剖露出卵巢血管，向下追踪至卵巢和输尿管，再向上查看卵巢血管的起点和汇入点。

（3）解剖直肠上血管 在残余的乙状结肠系膜内，修洁出直肠上血管，向下追踪到第3骶椎前方，证实它分为两支行向直肠两侧壁。

（4）解剖骶正中血管 在骶骨前面正中线上，寻找并修洁细小的骶正中动脉及沿血管排列的骶淋巴结。

（5）解剖髂内血管 自髂总动脉分叉为髂外和髂内动脉处，向下清理髂内动脉至坐骨大孔上缘，再修洁其壁支和脏支。壁支清理至与已剖出的远段接续，脏支清理至入脏器处。髂内动脉分支常有变异，应细心辨认。各动脉的伴行静脉、脏器周围的静脉丛和髂内淋巴结可观察后结扎清除，注意保留神经丛。

（6）剖查盆腔内的神经　于腰大肌内侧缘寻找腰骶干，沿腰骶干向下，清理出梨状肌表面的骶丛，追踪参与此丛的骶神经前支至骶前孔。在腰大肌下部的内侧缘和外侧缘找出闭孔神经和股神经，追至闭膜管和肌腔隙。

在第 5 腰椎前方中线两侧，用尖镊分离出自腹主动脉丛向下延续的上腹下丛，向下追踪至直肠两侧的盆丛（下腹下丛）。提起盆丛，清理观察第 2~4 骶神经前支发出的盆内脏神经。在骶前孔内侧清理骶交感干和位于尾骨前方的奇神经节。

（二）会阴部

1. 解剖阴茎

（1）皮肤切口　从耻骨联合前方沿正中线向阴茎背作纵行切口至包皮，阴茎皮肤薄，切口不宜过深。

（2）剖查浅筋膜和阴茎背浅静脉　向两侧剥离皮片，观察阴茎浅筋膜包裹阴茎，并向上与腹壁浅筋膜的膜层相延续。游离出浅筋膜内的阴茎背浅静脉，追踪至汇入股部浅静脉处。

（3）剖查深筋膜　沿皮肤切口，切开浅筋膜并翻向两侧，观察阴茎深筋膜包裹着阴茎的 3 条海绵体，并向上连于阴茎悬韧带。

（4）剖查阴茎背深静脉、阴茎背动脉和神经　同样沿皮肤切口切开深筋膜并翻向两侧，寻找阴茎背面的阴茎背深静脉、阴茎背动脉和神经。追踪阴茎背深静脉到它通过耻骨弓状韧带与会阴横韧带之间的间隙进入盆腔。

（5）横断阴茎体　在阴茎体的中份，横行切断阴茎的 3 条海绵体，留尿道面的皮肤连接两端阴茎。在横断面上，观察白膜、海绵样结构和尿道。

2. 解剖阴囊

（1）切开皮肤和肉膜　自腹股沟浅环向下，沿阴囊前外侧作纵行切口至阴囊底部。切开皮肤和肉膜，证实皮肤与肉膜紧密连接。将皮肤和肉膜翻向两侧，沿肉膜的深面，向正中线探察其发出的阴囊中隔。

（2）解剖精索及被膜　依相同切口，由浅入深，依次切开精索外筋膜、提睾肌及其筋膜和精索内筋膜，复习精索被膜与腹前壁的层次关系。分离辨认精索的组成结构，触摸输精管的质地。

（3）剖查睾丸鞘膜腔　纵行切开鞘膜的壁层，观察鞘膜壁层和脏层以及两层间的鞘膜腔，用手指探察证实两层在睾丸后缘相移行。

（4）观察睾丸和附睾的位置和形态。

3. 正中矢状面平分盆部和会阴　用刀背划准膀胱、直肠、女尸子宫和骨盆的正中线；用粗细适当金属探针，自尿道外口插入尿道至膀胱内，标志阴茎和男、女性尿道的正中线。沿正中线，锯开盆部、会阴、阴囊和阴茎。清洗直肠和膀胱。

4. 观察尿道　在尸体的正中矢状面上辨认男性尿道的分部、狭窄、膨大和弯曲，女性尿道的毗邻关系。

5. 解剖肛门三角

（1）皮肤切口　绕肛门作弧形切口，切开周围皮肤。从坐骨结节向内，横行切开皮肤至锯断面，剥离坐骨结节连线后的残余皮肤。

（2）剖查坐骨直肠窝的血管和神经 钝性清除肛门外、坐骨结节内侧的脂肪组织，显露坐骨肛门窝。勿向前过多剥离，以免破坏尿生殖三角结构。分离出横过此窝的肛血管和肛神经，追踪至肛门。在坐骨结节内侧面上方2cm处，前后方向切开闭孔筋膜上的阴部管，分离出管内走行的阴部内血管和阴部神经。向后追踪至坐骨小孔，向前分离至它们发出会阴和阴茎（蒂）支。

（3）清理坐骨肛门窝的境界 保留已解剖出的血管神经，进一步清理窝内的脂肪，显露窝的各壁、尖和前、后隐窝，观察肛提肌和尾骨肌下面的盆膈下筋膜。

（4）解剖肛门外括约肌 清除肛门外括约肌表面的筋膜，辨认其分部。

6. 解剖尿生殖三角

（1）皮肤切口 绕阴囊（或女性阴裂）作弧形切口，并清除会阴区残留皮肤和皮下脂肪，暴露会阴浅筋膜。

（2）解剖会阴浅筋膜 男尸从阴囊前外侧皮肤和肉膜切口移出睾丸、附睾、精索和被膜。手指或刀柄深入切口的深面，女尸可将小指或刀柄从正中矢状锯断面伸入会阴浅筋膜深面，向外侧和前、后方探查它的附着和延续。

（3）剖查会阴浅隙 在尿生殖区后缘，横行切开会阴浅筋膜。将会阴浅筋膜翻向外侧，在坐骨结节内侧，分离出阴部内血管和阴部神经发出的会阴血管和神经，追踪它们的分支至阴囊（唇）。

清除浅隙内的结缔组织，先显露坐骨海绵体肌、球海绵体肌和会阴浅横肌。剥离坐骨海绵体肌和球海绵体肌后，显露阴茎（蒂）脚和尿道球（在女尸为前庭球和前庭大腺）。在尿生殖三角的后缘中点，清理会阴中心腱，观察附着此处的肌。

（4）显露尿生殖膈下筋膜 将尿道球（在女尸为前庭球和前庭大腺）、阴茎（蒂）脚和会阴浅横肌从附着处切断，移除，显露深面的尿生殖膈下筋膜。

（5）剖查会阴深隙结构 沿尿生殖膈下筋膜的后缘和前缘，切开筋膜，翻向外侧。清理后份的会阴深横肌和前份的尿道括约肌（尿道阴道括约肌），在坐骨支附近寻找阴茎（蒂）背血管，在会阴深横肌浅面寻找尿道球腺。

（6）显露尿生殖膈上筋膜 清除部分尿道括约肌（尿道阴道括约肌）纤维，显露深面的尿生殖膈上筋膜。

四、临床应用举例

1. 子宫脱垂 盆膈是承托盆内脏器官的主要结构。女性盆底在分娩时被牵开，受压变薄，常合并程度不同的纤维离开断裂，若发生损伤，则可使盆底失去承托作用而导致子宫脱垂。以手术方法治疗子宫脱垂必须包括紧缩和修复盆底结构。

2. 阴道后穹窿穿刺术 阴道后穹窿与其上方的直肠子宫陷凹之间，仅隔很薄的阴道后壁、少量结缔组织及腹膜，故可通过阴道后穹窿向直肠子宫陷凹穿刺或切开进行手术等处理，这一途径是使腹膜与体外交通的最容易的部位。

3. 直肠指诊前列腺 前列腺可借直肠指诊触及。前列腺增生，前列腺肿瘤可触知其肿大，肿瘤质地较硬且表面不光滑。慢性前列腺炎常从直肠按摩腺体，取前列腺液以帮助检出，并可起治疗作用。

五、实验作业

1. 何谓广义会阴和狭义会阴？会阴部的境界和区分如何？
2. 盆膈、尿生殖膈怎样构成？二者的位置、关系如何？有何生理及临床意义？
3. 阴囊的层次和精索的被膜与腹壁的对应关系如何？解释鞘膜积液的部位及其鉴别？
4. 盆腔的境界及男性、女性盆腔内器官的排列如何？

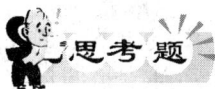

思考题

1. 男女骨盆入口处分别有哪些重要结构？其位置如何？
2. 临床上做直肠指诊时在男女性的直肠前方各能摸到哪些结构？
3. 做骨直肠窝内有脓肿时可扩散至何处？

（王丰刚）

实验二十二 上 肢

一、实验目的

1. 了解上肢的境界、分部、划区和表面解剖。
2. 掌握锁骨下动脉、腋动脉、桡动脉、尺动脉的走行位置、分支和分布，掌握锁骨下静脉、颈外静脉的起止、行程、回流及交通支。掌握肘正中静与头静脉、贵要静脉吻合类型及临床意义。
3. 掌握正中神经、尺神经、肌皮神经走行位置和分布。了解上肢皮神经分布，掌握浅淋巴结的位置及流注关系。
4. 了解腋区境界、位置、浅层结构。了解腋腔各壁的构成。掌握腋腔前壁的层次结构，熟悉腋腔后壁及三边孔与四边孔。掌握腋腔的内容（腋动脉分段，分支及其与臂丛的毗邻关系），掌握腋淋巴结的位置及流注关系。掌握肩胛动脉网的构成及临床意义。
5. 掌握肘窝的构成及其内容的毗邻关系，臂后区骨筋膜鞘及前、后骨筋膜鞘的构成及肌肉配布。
6. 了解手掌的表面解剖，了解手掌的皮肤特点和神经支配。
7. 掌握掌腱膜的构成，手掌骨筋膜鞘构成及内容。
8. 掌握腕管的构成及内容和临床意义。
9. 掌浅弓和掌深弓构成及分支，了解掌中间隙、鱼际间隙的位置和交通。
10. 掌握手指腱鞘、指背腱膜的构成和内容。

二、实验材料

人体上肢标本一具，上肢解剖标本及挂图，肩关节、肘关节及腕关节的解剖标本，挂图、方盘、解剖刀、镊子等。

三、实验步骤

（一）肩部解剖

胸前区与腋窝解剖

（1）尸体仰卧，背部垫高。作下列切口：①自胸骨柄上缘沿前正中线向下至剑突作一纵切口；②自纵切口上端向外侧沿锁骨切至肩峰；③自切口下端向外下沿肋弓下缘切至腋后线稍后方；④环绕乳晕（如为女尸则环绕乳房），继续向外上方切至腋前襞上部，在此折转沿臂内侧面向下切至臂上、中 1/3 交界处，然后折转向外侧，环切臂部皮肤至臂外侧缘。由内向外翻剥皮肤，包括腋窝的皮肤。

（2）于锁骨中点下方附近寻找锁骨上神经，沿腋前线寻找胸壁静脉和肋间外侧皮神经，在胸大肌、三角肌间沟内找出头静脉至锁骨下方，此处可见 1~2 个淋巴结，于臂背部正中线两旁（约 2cm）寻找脊神经后支皮支（找 1~2 支即可）。

（3）在保留静脉和皮神经的情况下，清除皮下脂肪，前方至腋前线，后方至腋后线，此时腋窝境界暴露较清楚，体会腋腔由腋前、后襞及腋腔顶、底、四壁构成。

（4）清除腋窝内的腋筋膜，脂肪组织，边清除边观察藏于其内的淋巴结。

（5）从胸大肌起点处（保留 2cm）切断胸大肌，向止点翻起。边翻边解剖，并注意勿伤及与该肌有关的胸肩峰动脉，胸内、外侧神经。翻开胸大肌后，可见锁胸筋膜、胸小肌，切开锁胸筋膜，便可见锁骨下肌（第一肋与锁骨之间梭形小肌）。

（6）于前锯肌表面寻找胸外侧动脉、静脉、胸长神经及沿其排列的胸肌淋巴结。

（7）于锁骨中线锯断锁骨，并将外侧端锯除 3cm（锯时不要伤及颈部结构），继而将肩胛骨外旋，并在胸小肌上方解剖出腋动动脉和臂丛。

（8）于胸小肌起点处剥离胸小肌，向外上方翻起，注意不要损伤支配该肌的胸内侧神经和胸肩峰动脉。

（9）到此时腋动脉和臂丛已全部暴露，首先清查腋动脉，在第 1 段可找到胸上动脉，胸肩峰动脉及腋尖淋巴结，清除这里静脉和淋巴结，保留动脉和神经；于第 2 段解剖出胸外侧动脉，肩胛下动脉及其分支胸背动脉、旋肩胛动脉；于第 3 段查看其分支旋肱前、旋肱后动脉。在肩胛下动脉两旁有肩胛下淋巴结。

（10）沿腋静脉解剖出外侧淋巴结，中央淋巴结位于腋血管附近结缔组织中，可能已被清除，不必细查。

（11）在腋动脉周围解剖出臂丛的外侧束、内侧束，触摸到后束。解剖出肌皮神经，正中神经及其内外侧根、尺神经；与胸背动脉伴行的胸背神经，与胸外侧动脉伴行的胸长神经均应一并查看。在解剖过程中体会腋鞘的概念。

（二）三角肌区及肩胛区解剖

沿三角肌胸大肌间沟解剖头静脉，修洁至肘部，在头静脉附近寻找与其伴行的前臂外侧皮神经。

（1）观察斜方肌、背阔肌、三角肌。

（2）将斜方肌止点剥离翻向内侧，观察其前方的菱形肌、肩胛提肌。

（3）观察冈上肌、冈下肌、小圆肌。

（4）于四边孔内找出腋神经和旋肱后动脉。

（5）于三边孔内找出旋肩胛动脉。

（6）本次实验应观察的结构：胸大肌、胸小肌、前锯肌、胸肩峰动脉、胸上动脉、胸外侧动脉、肩胛上动脉、旋肱前和旋肱后动脉、臂丛内侧束、外侧束、后束、肌皮神经、正中神经、尺神经、腋神经、胸长神经、胸背神经；三角肌、斜方肌、菱形肌、冈上肌、冈下肌、小圆肌、大圆肌、背阔肌；三边孔、四边孔、腋窝淋巴结、头静脉。

（三）臂区解剖

1. 臂前区解剖

（1）使尸体仰卧，上肢呈外展位，手掌向前，作以下切口：①在肱骨内、外上髁连线的下方 3～4 横指处作一横行切口。②在上述切口的中点处向上作一纵行切口，直达臂上部切口处。③在腕前区近侧横纹处作横行切口。④沿前臂中线作一纵行切口，直达臂上部的切口，由内向外揭剥皮肤。注意不得过深以免切断头静脉和贵要静脉、皮神经。

（2）于肱二头肌外侧沟找出头静脉和前臂外侧皮神经。

（3）于肱二头肌内侧沟下半找出贵要静脉及前臂内侧皮神经。

（4）于肱二头肌内侧沟解剖出尺神经、正中神经和肱动脉。

（5）解剖清理出肱动脉的分支肱深动脉，尺侧上、下副动脉。

（6）解剖寻认肱二头肌、喙肱肌、肱肌。

2. 臂后区解剖

（1）使尸体呈俯卧位，作以下切口：①沿臂后部正中线作纵行切口向下至腕部。②在肱骨内、外上髁连线的下方 3～4 横指处作一横切口，与前臂前区的横切口相接。③沿腕背作横切口与腕前横切口相接。

将各切口间的皮肤内侧缘提起，剥离皮肤与浅筋膜，向两侧翻起。

（2）于三角肌后缘中点下方找出臂外侧上皮神经，在三角肌粗隆处找出臂外侧下皮神经，在臂中、下 1/3 交界处找出前臂后皮神经。

（3）保留皮神经后清除其余浅筋膜。

（4）由前臂后皮神经向上追踪寻认桡神经主干及伴行的肱动脉，触摸肱三头肌的 3 个头，体会肱骨肌管（桡神经管）。

（5）追查肱深动脉的分支——桡侧副动脉。

3. 臂区应观察的结构　前臂外侧皮神经，前臂内侧皮神经、头静脉、贵要静脉、肱动脉、正中神经、尺神经、肌皮神经、肱二头肌、喙肱肌、肱肌、肱三头肌、桡神经管、肱深动脉、尺侧上、下副动脉，内、外侧肌间隔。桡神经，臂后区皮神经分支。

（四）肘部解剖

1. 肘前区

（1）皮肤已在臂部解剖时切除。

（2）于肘前内侧沟内找到贵要静脉，于肘前外侧沟找到头静脉。二者之间相连静脉则为肘正中静脉，观察其吻合类型，于肱骨内上髁上方找到肘浅淋巴结（滑车上淋巴结）。

（3）保留上述结构后清除浅筋膜。

（4）观察肱二头肌腱膜、肘窝境界。

（5）于肱二头肌内侧沟内寻认肱动脉、静脉，肱动脉于肘窝中点远侧 2cm 处，分出桡动脉与尺动脉，解剖出它的返支。

（6）于肱动脉内侧找出正中神经，在动脉分叉处找到肘深淋巴结。

（7）于肱二头肌外侧找到前臂外侧皮神经，桡神经及伴行的桡副动脉，可见桡神经分为 2 支（浅支、深支）。

2. 肘后区

（1）清除浅筋膜，找出肱三头肌腱。

（2）于肱骨内上髁与鹰嘴间找到尺神经。

（3）体会肘后三角、肘外侧三角、肘后窝位置和意义。

（五）前臂区解剖

1. 前臂前区

（1）皮肤已于前述被切除，于尺侧找到贵要静脉及前臂内侧皮神经，于桡侧找到头静脉及前臂外侧皮神经，逐一清理。

（2）保留静脉、神经，清除浅筋膜。

（3）在前群肌与后群肌之间找到肌间隔，体会前骨筋膜鞘。

（4）寻认前群 9 块肌。

（5）追寻桡动脉、桡神经、尺动脉、尺神经、正中神经、骨间前神经，骨间总动脉、骨间前动脉。

2. 前臂后区

（1）皮肤已切除，寻找出前臂后皮神经（来自桡神经）、前臂内、外侧皮神经。

（2）保留皮神经后清除浅筋膜，观察深筋膜形成的前臂后骨筋膜鞘。

（3）清理前臂后群肌共 10 块。

（4）在旋后肌下缘找出骨间后神经（桡神经分支），骨间后动脉（骨间总动脉分支）。

3. 前臂部解剖应观察的结构 头静脉、前臂外侧皮神经、贵要静脉、前臂内侧皮神经、桡动脉、桡神经、尺动脉、尺神经、正中神经、骨间前动脉、肱桡肌、旋前圆肌、桡侧腕屈肌、掌长肌、尺侧腕屈肌、指浅屈肌、拇长屈肌、指深屈肌、旋前方肌、桡侧腕长伸肌、桡侧腕短伸肌、指伸肌、小指伸肌、尺侧腕伸肌、旋后肌、拇长展肌、拇长伸肌、拇短伸肌、示指伸肌、骨间后动脉、骨间后神经。

（六）手部解剖

1. 手掌

（1）在手掌作以下切口：①自腕前横切口的中点处向下作纵行切口，至中指近端。②沿手掌远侧缘作一横行切口。③自手掌横切口处向中指尖作纵行切口。④从腕前区横切口中点处至拇指尖作斜行切口。揭剥皮肤，在中线切开拇指、中指、环指皮肤翻向两侧，在手掌外侧2/3区域内寻找正中神经掌支，在手掌内侧1/3区域寻找尺神经的掌支，在鱼际外侧，寻找桡神经浅支，在小鱼际的皮下脂肪内可见掌短肌，皮下脂肪较厚与深筋膜结合紧密。可在掌中部纵行切开脂肪，见有白色发光的腱性结构即达深筋膜，以此为标志剔除其浅面的脂肪结缔组织，鱼际、小鱼际无此腱性结构注意切口勿过深。于掌指关节附近勿伤及掌腱膜各束之间的神经。

（2）脂肪组织清除后，于腕部可见浅层的腕掌侧韧带，深层为屈肌支持带（腕横韧带）两层之间的桡侧为腕桡侧管，尺侧为腕尺侧管。

（3）体会腕管的构成和内容。

（4）观察掌腱膜，在掌腱膜4束之间，寻找正中神经及尺神经分出的3条指掌侧总神经，追踪其分成指掌侧固有神经至各指。

（5）于腕横韧带中部横断，翻向内、外侧，验证管内的9条肌腱和正中神经。

（6）在屈肌支持带后提起掌长肌，并向下将其与掌腱膜剥离，于末端截断。

（7）触摸体会手掌骨筋膜鞘（外侧鞘、内侧鞘、中间鞘）的构成、位置和内容。

（8）从前臂开始追踪尺动脉和桡动脉。观察它们形成的掌浅弓及分支，追查正中神经及分支，尺神经及分支，掌深弓因太深不必细查。

（9）触摸体会，掌中间隙和鱼际间隙。

（10）观察4条蚓状肌和骨间掌侧肌。

2. 手背

（1）于手背处作以下切口：①自腕背横切口的中点向下作做纵行切口至中指近端。②沿掌指关节做横切口。③自横切口起，沿沿中指背面中线作纵行切口直达甲根部。切除皮肤，观察手背静脉网，于尺侧找到尺神经手背支和桡神经的浅支。

（2）保留皮神经和部分浅静脉后清除浅筋膜，观察伸肌支持带（腕背侧韧带）。

（3）清理和验证9条肌腱及腱鞘。

3. 手指

（1）于每指的掌侧正中切开皮肤，向两侧翻剥，由于皮肤有纤维隔连向腱鞘。剥离时较困难要耐心。在指掌面与侧面交界线上有指掌侧固有动脉和神经，在指背面与侧面交界处有指背动脉和神经伴行，故在手指侧面剥皮时应特别小心，以免损伤手指神经和血管。

（2）在保留神经、血管后，清除浅筋膜，观察手指腱鞘，纵行切开1~2个手指的腱鞘，观察指浅屈肌与指深层肌在鞘内的情况及腱鞘。观察指背腱膜。

4. 手部实验应观察的结构 腕掌侧韧带、屈肌支持带、腕管、腕管内9条肌腱、2个囊、2个间隙、正中、尺神经及分支、桡、尺动脉及分支、掌腱膜、蚓状肌、骨间肌、鱼际、小鱼际、手掌骨筋膜鞘及筋膜间隙、手指血管、神经、腱鞘、手背皮神经、浅静脉、9条伸肌肌腱、指背腱膜。

四、临床应用举例

1. 静脉穿刺 因为上肢的浅静脉明显且易于接近，临床上常用作静脉穿刺部位（静脉穿刺以抽血或注射液体）。在臂部缚以止血带使静脉回流受阻，上肢静脉充盈且显而易见。肘正中静脉常被用作静脉穿刺抽血和插入导管做右心导管检查的静脉。上肢浅静脉中的头静脉和贵要静脉起始于手背静脉网，常被用作长期的静脉输液部位。

2. 腕管综合征 又称腕管狭窄症，系指腕部外伤、骨折、脱位、扭伤或腕部劳损等原因引起腕横韧带增厚，管内肌腱肿胀，瘀血机化使组织变性，或腕骨退变增生，使管腔内周径缩小，从而压迫正中神经，引起手指麻木无力为主的一种病症。本病好发于职业性搬运、托举、扭拧、捏拿等工作的人群中。本病的主要症状如下：患者挠侧 3 个半手指麻木或刺痛，夜间加剧，寐而痛醒，温度高时疼痛加重，活动或甩手后可减轻；寒冷季节患指发凉、发绀、手指活动不灵敏，拇指外展肌力差；病情严重者患侧大小鱼际肌肉萎缩，甚至出现患指溃疡等神经营养障碍症状。

五、实验作业

1. 描述腋窝的境界及内容。
2. 简述臂丛神经的组成、位置及重要分支的走行及分布。
3. 描述上肢浅静脉的走行及属支，指出临床常用作静脉穿刺的部位。

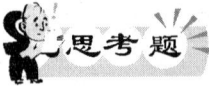

思考题

1. 试述女性乳房的淋巴回流及腋淋巴结群的配布。
2. 腕管内有什么结构通过？
3. 手是劳动工具，很容易损伤或感染，想一想与手部的损伤或感染的解剖要点。

（宋兆华）

实验二十三 下 肢

一、实验目的

1. 了解下肢的境界、分部和划区。
2. 熟悉下肢的基本结构：掌握大、小隐静脉的起止、行程，瓣膜、交通关系、属支类型及其临床意义；掌握下肢浅淋巴结群的位置、分群及流注关系；了解下肢皮神经的分布范围。
3. 了解臀区浅层结构；熟悉臀区深层结构：掌握梨状肌上、下孔及坐骨小孔的构成，掌握出入这些孔道的血管和神经；了解髋关节周围的动脉网。

4. 掌握阔筋膜及其形成的髂胫束和隐静脉裂孔的形态结构。

5. 掌握肌腔隙、血管腔隙的境界和内容；掌握股鞘、股管与股环。

6. 掌握股三角的境界、位置、构成、内容与交通。

7. 掌握坐骨神经行程、分支和分布。

8. 掌握腘窝的境界、位置、构成内容及其内容的毗邻关系。

9. 掌握隐神经、大隐静脉、小隐静脉、腓浅神经、腓深神经的位置及走行；胫前动脉、静脉，胫后动、静脉，腓动、静脉及足背动脉、静脉位置走行；掌握胫骨前肌、踇长伸肌、趾长伸肌、腓骨长肌、腓骨短肌、腓肠肌、比目鱼肌、趾长屈肌、胫骨后肌的位置。

10. 掌握足背动脉位置、分支、分布与腓深神经的关系；了解踝后区及足底浅层结构及特点；掌握踝管的位置及内容，了解屈肌支持带、腓骨肌上、下支持带、内侧韧带（三角韧带）、外侧韧带。掌握足底的血管和神经分布、走行。了解足底腱膜及内侧、中间、外侧骨筋膜鞘，了解足弓的构成及意义。

二、实验材料

人体下肢标本一具，下肢解剖标本及挂图，髋关节、膝关节及踝关节的解剖标本，挂图、方盘、解剖刀、镊子等。

三、实验步骤

（一）臀部解剖

（1）尸体俯卧位，作如下皮肤切口：①从两侧髂后上棘连线中点向下作一纵行切口至尾骨尖。②自纵行切口上端向外侧沿髂嵴作一弧形切口至髂前上棘。③自纵行切口上端向外侧沿臀沟作一弧形切口至臀部外侧面。由内向外翻起臀区皮肤，在皮下脂肪中寻认臀部皮神经。

此处皮下脂肪较厚、尤其是女性，寻认皮神经较困难，需在皮神经穿出深筋膜的部位寻找：臀上皮神经来自腰 1~3 脊神经后支的外侧支，在竖脊肌外侧缘与髂嵴相交处穿出深筋膜。臀中皮神经，为骶 1~3 脊神经后支，在髂后上棘与尾骨间连线的中 1/3 穿出深筋膜。臀下皮神经为骶丛股后皮神经的臀支，在臀大肌下缘中点穿出深筋膜向上走行。

（2）在不损伤皮神经的原则下，自内向外剥去皮肤脂肪。观察臀部深筋膜（臀筋膜），观察完后切除深筋膜。不得损坏臀大肌。

（3）观察臀大肌和阔筋膜张肌，清理臀大肌上缘使之与臀中肌分开，然后在此肌中 1/3 与外侧 1/3 交界处切断。切断线与纤维方向不完全垂直。要一层一层地切，当看到此肌深面菲薄的结缔组织时即可。否则将损伤其深面的神经、血管。然后，将该肌翻向两端，并同时清理各神经、血管。注意勿在翻起过程中拉断分布于该肌的神经、血管。在臀大肌的深面有几个黏液囊，位于臀大肌腱膜与大转子之间的叫臀大肌转子囊，位于臀大肌与坐骨结节之间的叫臀大肌坐骨囊。

（4）观察中层肌：由上至下是臀中肌，梨状肌，上孖肌，闭孔内肌（以一细腱穿坐骨小孔止于转子窝）、下孖肌及股方肌。

（5）观察出入梨状肌上、下孔和坐骨小孔的神经、血管；臀上神经、臀上动脉和静脉；臀下神经及臀下动脉和静脉、坐骨神经；阴部内动脉、静脉以及阴部神经。

（6）观察骶结节韧带和骶棘韧带。

（7）深层肌有臀小肌及闭孔外肌观察有困难时可放弃，以免损伤其他结构。

（8）臀区要应观察的结构：臀上、中、下皮神经、臀大肌、阔筋膜张肌，臀中肌、梨状肌、梨状肌上、下孔，坐骨小孔。臀上神经、臀上动脉，臀下神经、臀下动脉，坐骨神经、股后皮神经、阴部内动脉及阴部神经。

（二）股部解剖

1．股前区的解剖

（1）下肢股部作如下皮肤切口：①从髂前上棘沿腹股沟作一斜行切口至耻骨结节，然后向下、向后延伸绕阴囊根部（男性）或大阴唇外侧缘（女性）至大腿内侧面。②经过胫骨粗隆水平作一横行切口，两端分别达小腿内、外侧面。③由切口①向下沿大腿前面做纵切口直达切口②，将皮肤向两侧翻起。在皮下脂肪中寻认下列各结构；于股前部内侧可见蓝色条纹状大隐静脉，伸展于膝关节内侧至腹股沟韧带向侧份下方，并见其潜入深层。在股前部有两条静脉注入大隐静脉，即股内侧静脉、股外侧静脉。在腹股沟韧带内侧下方，有3条小静脉注入大隐静脉，它们分别是阴部外静脉、旋髂浅静脉和腹壁浅静脉。在大隐静脉穿过隐静脉裂孔注入股静脉处，可见一群形如蚕豆的淋巴结。用刀尖剥去表面浅筋膜，用镊子从其侧方提起，可见淋巴结远侧端有淋巴管与其相连。浅淋巴结共有3组，在腹股沟韧带上、下方各一组，在大隐静脉末端两侧有一组。

（2）在浅筋膜内寻找皮神经：股外侧皮神经在髂前上棘下方3～4cm处穿出。股神经前皮支在股前部中线上、中1/3交界处穿出。

（3）在保留血管和神经及少量淋巴结的原则下，清除浅筋膜，直至看到白色发亮的阔筋膜。注意，在清除大隐静脉两旁的浅筋膜时，不宜过深，以免损伤深层结构。观察阔筋膜形成的结构髂胫束、隐静脉裂孔及与此孔有关的筛筋膜。

（4）观察完毕，用镊子提起隐静脉裂孔外上缘，沿腹股沟韧带下缘1cm处，斜向外将阔筋膜切至髂前上棘处，再于隐静脉裂孔外缘直向下，将阔筋膜切至髌上缘内侧，并在此横行切开阔筋膜至股骨外侧髁，将阔筋膜翻向外侧。由于阔筋膜还包裹缝匠肌前、后面，故在翻起的过程中，须在肌的边缘小心剥离。此时，其深面的股前肌群已经显露，于髂胫束上端内侧，纵行切开5～10cm的切口，翻开髂胫束，可见其内的阔筋膜张肌。

（5）观察肌腔隙和血管腔隙，明确股鞘和股管的概念（读教材）。于腹股沟韧带下方，纵行切开鞘前壁，可见其中的股动脉。然后环行剥开股动脉的血管鞘，沿大隐静脉末端向上，轻轻剥至腹股沟韧带下方，即可见其中的股静脉。然后环行剥开股静脉的血管鞘（注意静脉壁薄，易切破），小心地于股静脉内侧，紧贴股沟韧带下方，纵切长约1cm的切口，可见此间隙内含有一腹股沟深淋巴结，这便是股管所在位置。观察股管的上口股环、四界及股管前后壁和下端。

（6）观察股三角的境界、内容（股动脉、股静脉、股神经），明确收肌管概念。初步观察后在缝匠肌中部横行切断该肌，翻向两端；清理股动脉及其分支，自腹股沟韧带中点深面至股三角尖端清理股动脉主干，该动脉上端发出 3 条浅动脉，它们是腹壁浅动脉，旋髂浅动脉和阴部外动脉。在腹股沟韧带下方的 5cm 处，于股动脉后外侧壁寻认股深动脉，股深动脉的分支有旋股内侧动脉，旋股外侧动脉和 3 ~ 4 支穿动脉，各穿动脉均在内收肌的止点贴近股骨而转向股后部。用刀尖轻轻切开横跨于内收肌与股内侧肌间的腱纤维，用刀柄向外侧推起股内侧肌，观察经过收肌管内的隐神经、膝降动脉、股动脉、股静脉，追至收肌腱裂孔。

（7）检查闭孔神经，闭孔动脉的分支情况。在股薄肌上 1/3 外侧面，长收肌深面及短收肌前面寻找闭孔神经前支，然后用刀背自短收肌的内侧缘紧贴短收肌钝性分离其后方的深筋膜，寻找出闭孔神经后支，前后支均有闭孔动脉相应的分支伴行。

2. 股后区的解剖

（1）过腘窝下方作一横行切口与股前区已作的胫骨粗隆水平横切口相接。沿股后正中线做纵行切口两端分别连接臀部、腘窝区横切口。由内向外翻剥皮肤，在皮下脂肪中沿臀部解剖时已暴露的股后皮神经向远端追踪，观察其分布范围。

（2）观察半腱肌、半膜肌、股二头肌起止。

（3）由梨状肌下孔检查坐骨神经在臀部的情况。并由上向下追踪坐骨神经，将半腱肌、半膜肌与股二头肌钝性分开，坐骨神经即可显露，并观察坐骨神经支配这些肌的情况。注意坐骨神经分出胫神经和腓总神经的部位。推移股二头肌，沿大收肌止点自上而下追查清理穿动脉。

（三）股部应观察的结构

1. 股前区 阔筋膜、髂腰肌、股神经、股动脉、股深动脉、穿动脉、股静脉、大隐静脉及属支、隐神经、膝降动脉、缝匠肌、耻骨肌、股四头肌、大收肌、长收肌、股薄肌、收肌管、闭孔动脉、闭孔神经。

2. 股后区 股后皮神经、半腱肌、半膜肌、股二头肌、坐骨神经、胫神经、腓总神经。

（三）腘窝解剖

（1）解剖腘窝内浅筋膜，注意不要损伤小隐静脉（腘窝下界中部）、股后皮神经、隐神经、腓肠外侧皮神经、腓肠内侧皮神经（于窝中发自胫神经）。

（2）清理并观察腘窝境界、腘窝内容：由浅入深为胫神经、腘静脉、腘动脉，动静脉附近可见 4 ~ 5 个腘窝淋巴结，并可见小隐静脉注入静脉内（不得切断）。

（三）腘窝应观察的结构

小隐静脉、腓肠内侧皮神经（伴随小隐静脉）、腘窝境界、内容、胫神经、腓总神经、腘静脉、腘动脉、腘淋巴结。

（四）小腿部解剖

（1）作如下切口：①沿内、外踝连线做一横切口。②在小腿后面正中线做一纵切口（上起膝下横切口，下达踝部横切口），将皮瓣向两侧翻起。

（2）在皮肤揭剥完毕取下后，先观察小腿前区的浅层结构，于小腿内侧寻找出大隐静脉及其伴行的隐神经，追至内踝前方止。于小腿外侧中、下 1/3 交界处寻找腓浅神经追至小腿下部止。

（3）在保留上述静脉和神经后，清除浅筋膜。

（4）寻找胫前动脉：于小腿下 1/3 胫骨外侧面、胫骨前肌和姆长伸肌之间找出胫前动脉、静脉和与之伴行的腓深神经。由下向上追至小腿上部止。观察趾长伸肌。

（5）寻找腓浅神经：于小腿外侧中、下 1/3 交界处腓骨长肌与短肌之间找出，向上追至腓总神经，观察腓骨长肌、腓骨短肌。

（6）于小腿后区浅筋膜内寻找小隐静脉和腓肠内、外侧皮神经，在小腿中、下 1/3 可见二者合二为一形成腓肠神经伴随小隐静脉，将小隐静脉分别追至腘静脉和外踝后方止。

（7）保留小隐静脉和皮神经后清除浅筋膜，观察小腿浅层肌——腓肠肌、比目鱼肌、跟腱，毕后，于跟腱中部横断，将上端提起向上缓慢牵拉，右手持器械钝性分离浅层肌与深层之间筋膜至小腿上部止。

（8）观察并解剖胫后动脉、静脉，腓动脉、静脉，胫神经的位置分布、走行。

（9）观察胫骨后肌、姆长屈肌、趾长屈肌。

（10）小腿部应观察的结构：小隐静脉、大隐静脉、隐神经、腓肠神经、腓浅神经、腓深神经、胫前动脉、胫后动脉、腓动脉、腓总神经、胫神经、胫骨前肌、姆长伸肌、趾长伸肌、腓肠肌、比目鱼肌、胫骨后肌、趾长屈肌、姆长屈肌。

（五）踝与足部解剖

1. 踝前区及足背解剖

（1）①沿姆蹼背侧作一横切口达足背内、外侧缘。②纵行切开足背皮肤，直达第 3 趾尖，揭剥皮肤。观察足背静脉网形成大隐静脉（靠内侧）、小隐静脉（靠外侧），于足背内侧找出腓深神经皮支、追至姆趾处，于内踝前方寻找隐神经，于外踝前方找出腓浅神经皮支，外踝后方找出腓肠神经。

（2）在保留神经和静脉的情况下，清除浅筋膜，观察深层结构。

（3）于踝关节的内侧稍上方找出伸肌上支持带，在其下方清理出伸肌下支持带（呈 Y 形）。

（4）于内外踝连线中点附近解剖出足背动脉，向下追踪至跖趾关节附近，并观察腓深神经、胫骨前肌、姆长伸肌、趾长伸肌、第三腓骨肌腱及腱鞘。

2. 踝后区及足底解剖

（1）①从足跟沿足底正中线纵切至中趾的趾端。②沿姆蹼近侧从足底外侧横切至足底内侧。③将姆趾、小趾，第 2 趾底纵行切开向两侧翻剥。足底皮下脂肪特厚，有纤维成束，纵横交织，不易剥离，可先从足跟后缘剥除直至发白的足底腱膜，由此向前剥尽脂肪。在足底腱膜两侧及前端须细心，勿损伤神经、血管，脂肪剥尽后观察足底腱膜。

（2）于内踝后下方清理出屈肌支持带（分裂韧带），切除部分韧带，观察踝管及其内容。

（3）于内踝下方解剖出内侧韧带（三角韧带）。

（4）于外踝后方解剖出腓骨肌上、下支持节，并在外踝下方找出外侧韧带。

（5）用钝性器械于足底腱膜两侧缘向足背面探查，可见两片肌间隔分别附着于第 1、5 跖骨。将足底分成内侧、中间、外侧骨筋膜鞘。

（6）将足底腱膜远端附着点切断，自远端向跟骨剥离，由于腱膜深面有肌肉附着，可用锐刀把肌纤维与腱板分开，将足底腱膜翻转固定于跟腱。

（7）于中间骨筋膜鞘内观察趾短屈肌、趾长屈肌、蚓状肌；于内侧骨筋膜鞘解剖出𧿹短屈肌、𧿹长屈肌、𧿹展肌，于外侧骨筋膜鞘观察小趾展肌、小趾短屈肌。

（8）足底内侧动脉、足底外侧动脉与之相伴的神经清楚可见，不一一细追，看到即可。

3. 本次实验应观察的结构　大隐静脉、小隐静脉、腓深神经皮支、隐神经皮支、腓浅神经皮支、腓肠神经，伸肌上、下支持带，足背动脉、胫骨前肌𧿹长伸肌、趾伸肌、第3腓骨肌肌腱、足底腱膜、屈肌支持带（分裂韧带）、踝管、内侧韧带（三角韧带）、外侧韧带、腓骨肌上、下支持带，𧿹长屈肌、趾长屈肌、胫骨后肌、足底内侧动脉、足底外侧动脉及相伴的神经。

四、临床应用举例

1. 肌内注射　臀部是肌内注射最常用的注射部分。臀部肌内注射穿过皮肤、筋膜和肌肉。肌肉为药物的吸收提供了较大的表面区域。某些人将注射区限定为臀部最隆起的部位，这是非常危险的，因为坐骨神经位于此区深面。因此臀部的的肌内注射很重要的是对注射部分的精确定位。安全的注射区域定位方法是：以示指尖和中指尖分别置于髂前上棘和髂嵴下缘处，在髂嵴、示指、中指之间构成一个三角形区域。注射部位在示指和中指构成的角内，因为此区域位于坐骨神经的上方。

2. 大隐静脉曲张　大隐静脉曲张是生活中的常见疾病。长期站立工作，特别是重体力劳动，是该病的诱因。大隐静脉曲张发病机制是大隐静脉瓣膜处瘤样扩张，使下肢浅静脉与深静脉汇合处的瓣膜失去"单向阀门"的作用，下肢血液回流障碍，静脉血液倒流，大隐静脉瘀血，使静脉迂曲、扩张。大隐静脉曲张早期表现为下肢浅静脉呈蚯蚓状淤曲扩张，站立时患者酸胀不适和疼痛，行走或平卧位时消失。病程进展到后期，下肢皮肤因血液循环不畅而发生营养障碍，出现皮肤萎缩、脱屑、瘙痒、色素沉着、皮肤和皮下组织硬结，甚至湿疹和溃疡形成。尤其是足背、踝部、小腿下段，严重时或外伤后皮肤溃烂，经久不愈，俗称"老烂脚"。

五、实验作业

1. 描述股三角的位置、组成及内容。
2. 简述大隐静脉、小隐静脉的走行。
3. 描述下肢腘窝的境界及内容。

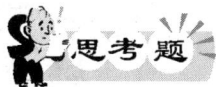

思考题

1. 试述收肌管、踝管的概念以及通行的结构。
2. 坐骨神经与梨状肌的关系？该神经的行程、主要分支及体表投影如何？
3. 膝关节动脉网的组成？
4. 试述血管腔隙的境界，股管的境界，股疝的发生机制。

（宋兆华）

第三篇
断层解剖学

>>>

实验二十四　头、颈、胸、腹

一、实验目的

1. 掌握头部连续横断层标本、头部连续矢状断层标本、头部连续冠状断层标本所示重要结构。
2. 掌握胸部连续横断层标本所示重要结构。
3. 掌握腹部连续横断层标本所示重要结构。
4. 掌握头部断层解剖学常用基准线。
5. 熟悉颈部的连续横断层标本所示重要结构。
6. 了解头、颈、胸、腹的标志性结构。

二、实验材料

整尸骨架，成人整尸塑化断层标本，成人断层盒装标本（矢状面连续断层旋转标本、冠状面连续断层旋转标本），头、颈部水平切面断层旋转标本，胸、腹部水平切面、矢状切面断层标本。

三、实验步骤

1. 教师引导学生在骨架上触摸骨性标志　顶结节；额结节；眉弓；颧弓；翼点；乳突；枕外隆凸；上项线；结合骨架在尸体标本上找出胸部的常用标志：颈静脉切迹；胸骨角；剑突；乳头；肋弓；肋和肋间隙等。

2. 复习头部断层解剖学常用基准线　Reid 基线（Reid's base line，RBL）；Frankfort 平面（Frankfort horizontal plane，FHP）；上眶耳线（supraorbitomeatal line，SML）；连合间线（intercommissural line）。

3. 示教观察颅脑连续横断层标本

（1）矢状缝层面　主要观察矢状缝，顶骨。

（2）上矢状窦和大脑上静脉层面　主要观察上矢状窦，大脑上静脉。

（3）中央旁小叶层面　主要观察额内侧回，中央旁小叶，楔前叶。

（4）经中央沟上部层面　主要观察中央沟，额叶，顶叶（此断层为 Reid 基线上方第 12 断层，经额骨和顶骨）。

（5）经中央旁小叶下部层面　主要观察中央前回，中央后回，中央旁小叶（此断层为 Reid 基线上方第 11 断层，经额骨、顶骨和中央旁小叶）。

（6）经扣带回上部层面　主要观察扣带回，额叶，顶叶，枕叶（此断层为 Reid 基线上方第 10 断层，经扣带沟、扣带回和顶枕沟）。

（7）经半卵圆中心层面　主要观察半卵圆中心，大脑镰（此断层为 Reid 基线上方第9断层，经胼胝体上方及扣带回下部)。

(8) 经侧脑室上部层面　主要观察胼胝体干，侧脑室，尾状核 (此断层为 Reid 基线上方第8断层，经侧脑室上部和胼胝体干)。

(9) 经第三脑室上部层面　主要观察基底核，内囊，侧脑室，第三脑室 (此断层为 Reid 基线上方第7断层，经室间孔)。

(10) 经松果体层面　主要观察基底核，内囊，松果体 (此断层为 Reid 基线上方第6断层，经内囊、丘脑间粘合和上丘)。

(11) 经前连合层面　主要观察前连合，中脑，小脑 (此断层为 Reid 基线上方第5断层，经前连合和上丘)。

(12) 经鞍上池层面　主要观察乳头体，中脑，小脑 (此断层为 Reid 基线上方第4断层，经乳头体)。

(13) 经视交叉层面　主要观察视交叉，漏斗，第四脑室 (此断层为 Reid 基线上方第3断层，经视交叉和漏斗)。

(14) 经垂体层面　主要观察垂体，海绵窦，脑桥，小脑 (此断层为 Reid 基线上方第2断层，经垂体和蝶窦)。

(15) 经颈动脉管层面　主要观察颈动脉管，蝶窦，额窦，筛窦 (此断层为 Reid 基线上方第1断层，此断面经蝶窦)。

(16) 经枕骨大孔层面　主要观察下颌头，延髓，筛窦 (此断层为 reid 基线下方第1断层，经枕骨大孔)。

4. 示教观察颌面部横断层标本

(1) 经视神经和视交叉层面　主要观察筛窦、眼球、泪腺、视神经，视交叉，中脑，小脑幕 (此断层为 Reid 基线上方第4断层，经视神经和视交叉)。

(2) 经海绵窦层面　主要观察蝶窦、海绵窦、筛窦、眶、眼球、颞骨、脑桥、小脑 (此断层为 Reid 基线上方第3断层，经海绵窦)。

(3) 颅底层面　主要观察筛骨、筛窦、蝶窦、筛窦、鼻中隔、脑桥、小脑，颞骨 (此断层为 Reid 基线上方第2断层，经颅底)。

(4) 经下颌骨髁突层面　主要观察髁突、翼腭间隙、鼻中隔、上颌窦、翼腭间隙、颅底、脑桥、小脑脚 (此断层为 Reid 基线上方第一断层，此断面经 Reid 基线)。

(5) 经枕骨大孔上方层面　小脑扁桃体、颈静脉孔、鼻咽、鼻泪管、咽旁 (外侧) 间隙、腮腺、颞下间隙 (此断层为 Reid 基线下方第一断层，经枕骨大孔上方)。

(6) 经寰枕关节层面　主要观察上颌窦、咽隐窝、腮腺、寰椎、颞下间隙、小脑扁桃体、小脑延髓池；鼻中隔外侧是下鼻甲，下鼻道外侧邻上颌窦，上颌窦后外侧邻颞下间隙，由内侧至外侧依次学翼内肌、翼外肌、下颌骨冠突和髁突、颞下间隙、颞肌及咬肌腱 (此断层为 Reid 基线下方第2断层，经寰枕关节)。

(7) 经寰枢关节层面　主要观察寰枢关节、腮腺、翼下颌间隙、咬肌间隙 (此断层为 Reid 基线下方第3断层，经寰枢关节)。

(8) 经枢椎体层面　主要观察腭扁桃体、腮腺、咽后、外侧间隙、椎前间隙、咽旁间隙、舌、腭垂 (此断层为 Reid 基线下方第4~5断层)。

(9) 经第3颈椎体层面　主要观察舌、咽、下颌下间隙、咽后间隙 (此断层为

Reid 基线下方第 6 断层）。

（10）经颈 3、4 椎间盘层面　主要观察舌、舌下间隙（此断层为 Reid 基线下方第 7 断层）。

（11）经第 4 颈椎体层面　主要观察舌下间隙、颌下间隙、下颌下腺、颈总动脉分叉（此断层为 Reid 基线下方第 8 断层）。

（12）经舌骨体层面　主要观察喉、舌骨、会厌（此断层为 Reid 基线下方第 9 断层）。

5. 示教观察头部连续矢状断层标本

（1）经头部正中矢状面右面观　主要观察胼胝体，大脑半球，第三、四脑室，垂体。

（2）经头部正中矢状面左面观　主要观察胼胝体，扣带沟缘支，穹窿，中央沟。

（3）经内囊膝层面　主要观察大脑沟、回，内囊，小脑幕，海绵窦。

（4）经苍白球层面　主要观察大脑沟、回、内囊，小脑。

（5）经壳层面　主要观察大脑沟、回，小脑，面颅。

（6）经颈内静脉层面　主要观察大脑沟、回，小脑，翼内肌，翼外肌。

（7）经茎突层面　主要观察大脑沟、回，小脑，腮腺，翼外肌。

（8）经颞下颌关节内侧份层面　主要观察大脑沟、回，小脑，腮腺。

（9）经颞下颌关节外侧份层面　主要观察大脑沟、回，颞下颌关节，腮腺。

（10）经外耳道层面　主要观察颞骨鳞部，颞肌，腮腺。

6. 示教观察头部连续冠状断层标本。

（1）经额窦和大脑额极层面　主要观察额窦，大脑额极，鼻中隔。

（2）经额嵴层面　主要观察额叶，眶，鼻腔。

（3）经筛骨鸡冠层面　主要观察额叶，眶，鼻腔，上颌窦，口腔。

（4）经上颌窦中份层面　主要观察额叶，眶，鼻腔，鼻旁窦，口腔。

（5）经上颌窦后份层面　主要观察前额区，扣带回，眶，鼻腔，上颌窦，口腔。

（6）经大脑颞极层面　主要观察前额区，扣带回，眶，颞极，翼腭窝。

（7）经胼胝体膝层面　主要观察胼胝体膝，侧脑室前角，前床突，翼外肌。

（8）经垂体层面　主要观察垂体，Broca 区，隔区，伏隔核，内囊。

（9）经乳头体层面　主要观察大脑沟、回，海马，内囊。

（10）经红核和黑质层面　主要观察大脑沟、回，侧脑室，内囊，红核，黑质。

（11）经小脑中脚层面　主要观察大脑沟、回，颞横回，内、外侧膝状体，下橄榄核。

（12）经松果体和四叠体层面　主要观察大脑沟、回，松果体，四叠体。

（13）经胼胝体压部层面　主要观察大脑沟、回，胼胝体压部，小脑幕。

（14）经侧脑室后角层面　主要观察大脑沟、回，视辐射，小脑。

（15）经小脑镰层面　主要观察大脑沟、回、小脑幕、小脑镰。

（16）经窦汇层面　主要观察大脑沟、回、窦汇。

7. 示教观察颈部连续横断层标本

（1）经第 3 颈椎体层面　主要观察喉咽、颈动脉鞘及内容物。

（2）经第 4 颈椎体层面　主要观察梨状隐窝、甲状软骨、喉前庭、颈动脉鞘。

（3）经第 5 颈椎体层面　主要观察环状软骨、声襞、甲状腺、颈动脉鞘。

（4）经第 6 颈椎体下缘层面　主要观察甲状腺、气管、食管及第 5、6 颈神经。

8. 示教观察胸部连续断层标本

（1）经第 1 胸椎体层面　主要观察气管、食管、颈动脉鞘。

（2）经胸膜顶、肺尖层面　主要观察气管、食管、胸膜顶、肺尖、锁骨下动脉、星状神经节、颈鞘及其内容。

（3）经左、右锁骨下静脉与颈内静脉汇成头臂静脉层面　主要观察锁骨下动、静脉、颈总动脉、气管、食管、肺尖。

（4）经颈静脉切迹平面、第 2 胸椎间盘层面　主要观察肺尖、气管、颈根部血管。

（5）经左、右头臂静脉和主动脉弓上缘 3 大分支层面　主要观察第 1 胸肋连结处、第 3 胸椎体、从主动脉弓上缘发出的 3 大分支、气管、食管、胸腺和左、右头臂静脉。

（6）经主动脉弓稍上方平面和第 4 胸椎体层面　主要观察第 4 胸椎体、左、右肺上叶、主动脉弓上缘发出的 3 大分支、气管和食管（上纵隔内的结构：左头臂静脉行向右，在断层内汇成上腔静脉。气管和食管的左侧是从主动脉弓上缘发出的 3 大分支。胸导管位于食管与左纵隔胸膜之间）。

（7）经主动脉弓层面　主要观察第 4 胸椎间盘、第 1 肋间隙、主动脉弓、主动脉上隐窝、胸腺、两肺上叶。

（8）经主动脉弓起始和奇静脉弓层面　主要观察第 5 胸椎体、升主动脉、降主动脉和主动脉上隐窝。

（9）经肺动脉分权层面　主要观察第 5 胸椎体、肺动脉干、肺动脉权、左、右主支气管、两肺斜裂。

（10）经肺动脉窦层面　主要观察肺动脉窦、右肺动脉叶间部、右中间支气管、左上叶支气管。左、右肺门区的结构、心包横窦和斜窦、肺动脉窦、左冠状动脉和左、右心耳。

（11）经主动脉窦和左、右上肺静脉层面　主要观察主动脉窦、右心室流出道、左、右上肺静脉和左、右上肺静脉。

（12）经左、右下肺静脉、四心腔横断层面　主要观察左、右下肺静脉、左心室和右心室、左心房和右心房、房间隔和室间隔、肺门区的结构、右肺中叶的内侧段和外侧段。

（13）经左、右下肺静脉底段静脉干层面　主要观察左心室和右心室、左心房和右心房、房室间隔和左、右下肺底段静脉上、下干。

（14）经三心腔层面　主要观察左心室和右心室、右心房。

（15）经膈腔静脉孔层面　主要观察左心室和右心室、右心房。

（16）经左、右肺韧带层面　主要观察第 6 肋软骨，第 8、9 胸椎椎间盘，左、右肺韧带及位于后纵隔内的结构。

9. 示教观察腹部连续横断层标本

（1）经膈右穹窿层面　主要观察膈，肝右叶，下腔静脉。

（2）经第二肝门层面　主要观察第二肝门，胃，冠状韧带。

（3）经食管裂孔层面　主要观察食管裂孔，肝左、中间、右静脉，镰状韧带、冠状韧带。

（4）经胃贲门层面　主要观察胃贲门，肝裸区。

（5）经肝门静脉左支角部层面　主要观察肝门静脉左支角部、肝、胃、脾。

（6）经肝门静脉左支矢状部层面　主要观察肝门静脉左支矢状部、肝、胃、脾。

（7）经肝门层面　主要观察肝门静脉右支，肝胃韧带，右三角韧带。

（8）经肝门下层面　主要观察肝蒂，肝门右切迹，左、右肾上腺，脾，胃脾韧带。

（9）经腹腔干层面　主要观察腹腔干，小网膜，网膜孔，脾肾韧带，脾周间隙。

（10）经肠系膜上动脉层面　主要观察肠系膜上动脉，门腔间隙，胰，网膜囊。

（11）经肝门静脉合成处层面　主要观察肝门静脉合成处，胰，网膜囊。

（12）经肾门上份层面　主要观察胰，胆总管，肾，肾动、静脉。

（13）经肾门中份层面　主要观察胰头，钩突，十二指肠空肠曲，肾门。

（14）经肾门下份层面　主要观察胰头，肾门，腰淋巴结。

（15）经胰头下份层面　主要观察胰头，胆总管，肠系膜上动、静脉。

（16）经十二指肠水平部层面　主要观察十二指肠水平部，肝胰壶腹，肠系膜下动脉。

（17）经第3腰椎间盘层面　主要观察十二指肠大乳头，横结肠系膜，肠系膜。

（18）经左肾下极层面　主要观察左、右肾，肠系膜，左、右结肠旁沟。

（19）经右肾下极层面　主要观察腹前外侧壁，右肾，下腔静脉。

（20）经腹主动脉分叉层面　主要观察左、右髂总动脉，肠系膜，左、右肠系膜窦。

（21）经第4腰椎间盘层面　主要观察下腔静脉，腰交感干，肠系膜。

（22）经下腔静脉合成处层面　主要观察左、右髂总静脉，脐，空肠，回肠。

（23）经第5腰椎体下份层面　主要观察回盲部，输尿管，回肠，空肠。

（24）经第5腰椎间盘层面　主要观察阑尾，盲肠，回肠，空肠，乙状结肠。

四、临床应用举例

1. 硬脑膜外血肿　硬脑膜外血肿是位于颅骨内板与硬脑膜之间的血肿，好发于幕上半球凸面，十分常见，约占外伤性颅内血肿的30％左右。分为慢性与急性硬脑膜外血肿。

2. 内囊出血　内囊是位于背侧丘脑、尾状核与豆状核之间的一个长条形地带，虽较狭小，但因是大量的传入和传出神经纤维束通过的地方，所以，一旦出血，临床症状常较严重。内囊出血的急性期，病人常常头和眼转向病灶一侧，呈"凝视病灶"状态。若血肿直接压迫背侧丘脑，或破入脑室，病情凶险。患者迅速陷入昏迷，并常伴有高热，呼吸循环紊乱及消化道出血等危象。意识清醒的病人可出现内囊损害的三偏（偏瘫、偏身感觉障碍及偏盲）症状。

3. 肝癌　肝癌是死亡率仅次于胃癌、食管癌的第三大常见恶性肿瘤，初期症状并不明显，晚期主要表现为肝痛、乏力、消瘦、黄疸、腹水等症状。临床上一般采取西医的手术、放化疗与中药结合疗法，但晚期患者因癌细胞扩散而治愈率较低，因此要做到肝癌的早期发现、早期诊断、早期治疗。做好肝癌的预防工作，坚持"管水、管粮、防肝炎"的肝癌预防七字方针。

五、实验作业

1. 在头部连续横断面上如何准确地辨别中央沟？
2. 何为半卵圆中心？简述其纤维组成、CT 与 MRI 表现和临床意义。
3. 简述膈下间隙的分区？

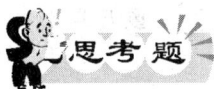

思考题

1. 断层上如何区别第三脑室顶部和帆间池？
2. 能观察到主动脉上隐窝的平面有哪几个？

（田志逢 江 丽）

实验二十五 盆部、上肢、下肢

一、实验目的

1. 掌握男、女性盆部连续断层标本所示重要结构。
2. 熟悉上肢连续横断层标本所示重要结构。
3. 熟悉下肢连续横断层标本所示重要结构。
4. 了解盆部、上肢、下肢的标志性结构。

二、实验材料

整尸骨架，成人整尸塑化断层标本，成人断层盒装标本（矢状面连续断层旋转标本、冠状面连续断层旋转标本），男、女部水平切面断层旋转标本，上、下肢水平切面断层标本。

三、实验步骤

1. 教师引导学生在骨架上触摸骨性标志 耻骨联合；耻骨嵴；耻骨结节；髂前上棘；髂嵴；髂后上棘；髂结节；坐骨结节；骶正中嵴；尾骨尖；髌韧带；髌骨；股骨内、外侧髁；股骨内、外上髁；收肌结节；腓骨头，胫骨粗隆；内踝；外踝；跟腱；舟骨粗隆；跟结节等。

2. 示教观察男性盆部连续断层标本

（1）经第 5 腰椎下份层面 主要观察肠管，髂血管，输尿管，腰丛，骶管，髂骨翼。

（2）经第 5 腰椎间盘层面　主要观察肠管，髂血管，输尿管，股神经，骶髂关节，髂骨翼。

（3）经第 1 骶椎层面　主要观察肠管，髂血管，输尿管，骶髂关节，髂骨翼及其所附肌。

（4）经第 1 骶椎间盘层面　主要观察肠管，骶髂关节，髂血管，髂骨翼及周围肌。

（5）经第 2 骶椎层面　主要观察肠管，骶髂关节，髂内、外血管，骶丛，髂骨翼，臀肌。

（6）经第 2 骶椎间盘层面　主要观察肠管，骶髂关节，梨状肌，髂骨翼及其周围肌，骶丛。

（7）经第 3 骶椎间盘层面　主要观察肠管，梨状肌，梨状肌上孔，髂骨翼，臀肌。

（8）经第 4 骶椎层面　主要观察梨状肌，坐骨大孔，坐骨神经，肠管。

（9）经第 5 骶椎层面　主要观察坐骨大孔，坐骨神经，梨状肌，肠管。

（10）经髋臼上缘层面　主要观察髋臼，股骨头，膀胱，直肠，膀胱直肠陷凹。

（11）经股骨头上份层面　主要观察股骨头，髋臼，膀胱，直肠，输尿管，输精管。

（12）经股骨头中份及股骨头韧带层面　主要观察股骨头，股骨头韧带，闭孔内肌，腹股沟管，精索，膀胱，输精管，直肠。

（13）经大转子上份层面　主要观察腹股沟管，精索，膀胱，精囊，输精管壶腹，直肠，肛提肌。

（14）经大转子中份层面　主要观察精索，闭孔，膀胱，精囊，输精管壶腹，直肠，盆膈。

（15）经耻骨联合上份层面　主要观察耻骨联合，闭孔内、外肌，坐骨结节，膀胱，前列腺，直肠，盆膈，坐骨肛门窝。

（16）经耻骨联合下份层面　主要观察闭孔内、外肌，前列腺，肛管，肛提肌，坐骨肛门窝。

（17）经坐骨结节下方层面　主要观察精索，阴茎海绵体，尿生殖膈，尿道，肛管，肛门外括约肌。

（18）经经肛门层面　主要观察阴茎海绵体，精索，尿道与尿道球，坐骨海绵体肌，球海绵体肌，会阴浅横肌，肛门外括约肌。

（19）经附睾头层面　主要观察阴茎海绵体，尿道，尿道海绵体，附睾头。

（20）经睾丸层面　主要观察阴茎海绵体，尿道，尿道海绵体，睾丸。

3. 示教观察女性盆部连续断层标本

（1）经第 5 腰椎与第 1 骶椎椎间盘层面　主要观察髂血管，卵巢血管，输尿管。

（2）经第 1 骶椎上份层面　主要观察髂血管，卵巢血管，输尿管。

（3）经第 1 骶椎下份层面　主要观察髂血管，输尿管。

（4）经第 2 骶椎层面　主要观察髂血管，卵巢血管，输尿管。

（5）经第 3 骶椎上份层面　主要观察髂血管，卵巢血管，输尿管。

（6）经第 3 骶椎下份层面　主要观察子宫，卵巢，髂血管，输尿管。

（7）经第 4 骶椎层面　主要观察肠管，子宫，卵巢，输卵管，输尿管，髂血管。

（8）经第 5 骶椎上份层面　主要观察乙状结肠，直肠，子宫，直肠子宫陷凹，卵巢。

（9）经第 5 骶椎上份层面　主要观察乙状结肠，膀胱，子宫，直肠。

（10）经髋臼上缘层面　主要观察膀胱，子宫，直肠，子宫阴道静脉丛，直肠静脉丛，输尿管。

（11）经股骨头上份层面　主要观察膀胱，子宫颈，阴道穹后部，直肠，子宫阴道静脉丛。

（12）经股骨头中份层面　主要观察膀胱，子宫颈，阴道穹，直肠。

（13）经股骨头下份层面　主要观察膀胱，阴道，阴道静脉丛，直肠，肛提肌。

（14）经耻骨联合上份层面　主要观察膀胱，阴道，阴道静脉丛，肛管，肛提肌。

（15）经耻骨联合中份层面　主要观察尿道，阴道，阴道静脉丛，肛管，肛提肌。

（16）经耻骨联合下份层面　主要观察尿道，肛门，阴道静脉丛，阴部静脉丛。

（17）经耻骨弓层面　主要观察尿道，前庭球，阴道，阴道静脉丛。

（18）经阴蒂上份层面　主要观察大阴唇，阴蒂，阴蒂海绵体，阴道前庭。

（19）经阴蒂下份层面　主要观察大、小阴唇、阴蒂。

4. 示教观察上肢横断层标本

（1）经肩峰层面层面　主要观察锁骨，肩峰，肩胛骨，肩胛下肌，冈上肌，臂丛。

（2）经肩关节上份层面　主要观察肱骨头，关节盂，肩胛冈，肱二头肌长头腱，锁骨下静脉，臂丛。

（3）经肩关节中份层面　主要观察肱骨头，关节盂，肩关节周围肌，腋血管，臂丛。

（4）经肩关节下份层面　主要观察肱骨，肩胛骨，腋血管，正中神经，尺神经，桡神经，腋神经。

（5）经臂上份层面　主要观察肱骨，肱动脉，正中神经，尺神经，桡神经。

（6）经臂中份层面　主要观察肱骨，肱二头肌，肱肌，肱三头肌，肱动、静脉，正中神经，尺神经，桡神经。

（7）经臂下份层面　主要观察肱骨，肱动、静脉，正中神经，尺神经，桡神经。

（8）经肱尺关节层面　主要观察肱骨内、外上髁，鹰嘴窝，尺骨鹰嘴，肱动、静脉，正中神经，桡神经，尺神经。

（9）经桡尺近侧关节层面　主要观察尺骨冠突，桡骨头，桡骨环状韧带，桡尺近侧关节，肱动脉，正中神经，尺神经，桡神经。

（10）经前臂上份层面　主要观察尺骨，桡骨，前臂后群肌，前臂前群肌，正中神经，尺神经。

（11）经前臂中份层面　主要观察尺骨，桡骨，桡血管与桡神经浅支，正中神经，尺神经与尺血管。

（12）经前臂下份层面　主要观察桡尺远侧关节，前臂前群肌腱与正中神经，尺神经，前臂后群肌腱。

（13）经近侧列腕骨层面　主要观察手舟骨，月骨，三角骨，桡动、静脉，正中神经，尺动、静脉，尺神经。

（14）经近、远侧列腕骨层面 主要观察手舟骨，头状骨，钩骨，三角骨，豌豆骨，豌豆骨关节，桡动脉，尺动脉及尺神经，腕管及其内容物。

（15）经远侧列腕骨层面 主要观察远侧列腕骨，腕管，正中神经，桡动、静脉，尺动、静脉，尺神经。

（16）经腕掌关节层面 主要观察第 1、2、5 掌骨底，头状骨，钩骨，腕管，桡动脉，尺动脉和尺神经。

（17）经掌骨近侧 1/4 段层面 主要观察掌骨，腕管，大、小鱼际肌，掌腱膜，正中神经。

（18）经掌骨中近 1/4 段层面 主要观察掌骨，大、小鱼际肌，指屈肌腱及蚓状肌。

（19）经掌骨中远 1/4 段层面 主要观察掌骨，指屈肌腱，蚓状肌。

（20）经掌骨远侧 1/4 段层面 主要观察掌骨，指屈肌腱，蚓状肌。

（21）经掌骨头层面 主要观察掌骨头、指浅、深屈肌腱。

（22）经近节指骨底层面 主要观察近节指骨底，指浅、深屈肌腱。

5. 示教观察下肢连续断层标本

（1）经股骨头上份层面 主要观察髋臼，股骨头，股骨头韧带，髂股韧带，坐骨神经。

（2）经股骨头中份层面 主要观察髋臼，髋臼切迹，股骨头，股骨颈，大转子，髂股韧带，坐股韧带，耻股韧带，股动、静脉。

（3）经股骨头下份层面 主要观察股骨头，股骨颈，转子间嵴，髂股韧带，坐骨神经，股动、静脉。

（4）经股部上份层面 主要观察股骨，坐骨，坐骨神经及股动、静脉。

（5）经股部中份层面 主要观察股骨，股四头肌，股动、静脉，坐骨神经。

（6）经股部下份层面 主要观察股骨，股四头肌，股动脉，坐骨神经。

（7）经髌骨上缘上方 2cm 处层面 主要观察股骨，髌上囊，股四头肌腱，腘动、静脉，坐骨神经。

（8）经髌骨上缘层面 主要观察股骨，髌骨，股四头肌腱，胫神经，腓总神经，腘动、静脉。

（9）经髌骨中点层面 主要观察股骨内、外侧髁，髌骨，翼状襞，腘动、静脉，胫神经，腓总神经。

（10）经髌骨尖下方层面 主要观察股骨内、外侧髁，髌韧带，内、外侧半月板，前、后交叉韧带，腘动、静脉，胫神经，腓总神经。

（11）经胫骨粗隆下份层面 主要观察胫骨，腓骨，胫后动脉，胫神经，腓总神经。

（12）经胫骨体中部层面 主要观察胫骨，腓骨，小腿前群、外侧群和后群肌，胫前动、静脉，胫后动、静脉，胫神经，腓深神经，腓浅神经。

（13）经内踝尖上方 3～4cm 层面 主要观察胫骨，腓骨，小腿前群、外侧群和后群肌，胫前、后血管，胫神经，腓深神经，腓浅神经。

（14）经内踝尖上方 1cm 层面　主要观察踝关节及其周围韧带，踝管内容，足背动、静脉。

（15）经跟骨结节前 5cm 层面　主要观察踝关节，距跟关节，踝管及其内容。

（16）经内踝前缘层面　主要观察距骨，跟骨，跟舟足底韧带，距跟外侧韧带，距跟骨间韧带，足底内、外侧血管、神经。

（17）经舟骨粗隆中部层面　主要观察距骨头，足舟骨，骰骨，跟骨前端，足底长韧带。

（18）经足舟骨粗隆前端层面　主要观察足舟骨，楔骨（内、中、外），骰骨、第5 跖骨。

（19）经内侧楔骨前部层面　主要观察楔骨（内、中、外），骰骨，第 5 跖骨，长屈肌腱。

（20）经第 1 跖骨粗隆后部层面　主要观察内侧楔骨，第 1~5 跖骨。

（21）经跖骨中部层面　主要观察第 1~5 跖骨。

（22）经第 1 跖骨头层面　主要观察第 1 跖骨头，第 2~4 跖骨及第 5 近节趾骨底。

四、临床应用举例

1. 宫颈癌　宫颈癌是女性常见恶性肿瘤之一，发病原因目前尚不清楚，早婚、早育、多产及性生活紊乱的妇女有较高的患病率。初期没有任何症状，后期可出现异常阴道流血。目前治疗方案以手术和放射治疗为主，亦可采用中西医综合治疗，但中晚期患者治愈率很低。作为女性要洁身自爱，加强卫生保健，注意按时妇科普查，发现症状苗头，及时就医。

2. 股骨头坏死　股骨头坏死，又称股骨头缺血性坏死，为常见的骨关节病之一。大多因风湿病、血液病、潜水病、烧伤等疾病引起，先破坏邻近关节面组织的血液供应，进而造成坏死。其主要症状，从间断性疼痛逐渐发展到持续性疼痛，再由疼痛引发肌肉痉挛、关节活动受到限制，最后造成严重致残而跛行。激素类药亦会导致本病的发生。

3. 骨肉瘤　发病率略低于软骨肉瘤，占骨生肉瘤的 2/5 弱，发病机制不明。多数学者认为骨组织的任何部分均能产生骨肉瘤，但以骨膜深层为最易。当肿瘤发生或蔓延之骨膜下时，骨膜即被肿瘤由骨面剥离而产生反应性新生骨，骨纹呈日光放射样。肿瘤与骨干相连接处，新生骨呈三角形。由肿瘤性成骨细胞、骨样组织所组成，是起源鱼成骨性间叶组织以瘤细胞能直接形成骨样组织或骨质为特征的最常见的原发性恶性骨肿瘤。骨肉瘤发病率在原发性恶性肿瘤中占据首位。

配上 CT、MRI 图像，对照相应层面加深印象。

五、实验作业

1. 绘制女性经第 5 骶椎上份层面能看到的结构。

2. 描述经髌骨尖下方层面所能看到的结构。

思考题

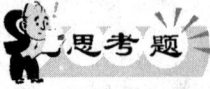

1. 精囊、前列腺的断面形态及影像学意义。
2. 膀胱、卵巢、子宫、阴道、直肠断面形态、位置及毗邻。

（田志逢 江 丽）